中国医学人文评论

2015

名誉主编　　韩启德

主　　编　　张大庆

执行主编　　王红漫

北京大学医学出版社

ZHONGGUO YIXUE RENWEN PINGLUN 2015

图书在版编目（CIP）数据

中国医学人文评论.2015/张大庆主编.—北京：北京大学医学出版社，2016.1

ISBN 978-7-5659-1327-3

Ⅰ.①中…　Ⅱ.①张…　Ⅲ.①医学-人文科学-文集　Ⅳ.①R-05

中国版本图书馆 CIP 数据核字（2016）第 008818 号

中国医学人文评论（2015）

主　　编：张大庆

执行主编：王红漫

出版发行：北京大学医学出版社

地　　址：（100191）北京市海淀区学院路 38 号　北京大学医学部院内

电　　话：发行部 010 - 82802230；图书邮购 010 - 82802495

网　　址：http：//www.pumpress.com.cn

E - mail：booksale@bjmu.edu.cn

印　　刷：北京京师印务有限公司

经　　销：新华书店

责任编辑：刘　燕　　责任校对：金彤文　　责任印制：李　啸

开　　本：889mm×1194mm　1/16　印张：7.5　字数：195 千字

版　　次：2016 年 1 月第 1 版　2016 年 1 月第 1 次印刷

书　　号：ISBN 978-7-5659-1327-3

定　　价：19.00 元

本书由北京大学医学科学出版基金资助出版

【主编絮语】医学社会学

随着社会和科技的不断发展以及疾病谱的变化，有识之士越来越意识到医学与社会学的渗透交融。德国著名的病理学家鲁道夫·魏尔啸（Rudolf Virchow）曾说过："医学科学就其内在的固有本性来说，乃是一门社会科学。"本期《中国医学人文评论》以医学社会学为主题，结合相关学科知识，设立了八个全新专栏。

"大医精诚"——以向师者致敬、传承医学人文精神为主题，全文转载全国政协副主席、北京大学医学部主任韩启德院士在著名医学教育家、原北京医科大学党委书记彭瑞骢同志追思会上的讲话。该讲话情真意切地诠释了"厚道"的北医文化，体现出被追思者和追思者两代"大医"的科学精神与人文情怀，为后学者树立了丰碑和榜样。

"文苑博议"——整理了著名人文学者、鲁迅研究专家、北京大学中文系教授钱理群老先生应邀做客"北京大学第七届医学人文周"时"漫谈'鲁迅与医学'"的讲座。这是一场探讨医学的社会属性的演讲。现将钱先生的讲稿全文刊发，以飨读者。

"学科建设"——对医学社会学在世界以及中国的滥觞、兴起和发展既揆格所知，亦求之以理，同时介绍了相关学科医务社工的发展历史脉络及发展态势。

"热点聚焦"——以科学的视角分析了与医学和社会相关的问题，聚焦当前热点话题，从新世纪的瘟疫、健康老龄化、医疗决策、全球医患关系研究现状多个角度切入，分析其面临的问题以及解决办法，把科学的精神灌注到社会生活的土壤中。

"学海撷珍"——教授和研究生们以开放的心态、可触感的文字、字里行间的阅读，深入体会了《病隙碎笔》《临床医学的诞生》《大国卫生之论》《个性化健康管理》《蛙》等经典著作，凝思悟想，感受古今中外健康与社会发展相关的经典著作。

"学子泛舟"——收录了来自临床医学、药学、预防医学、护理学等不同专业和学院的本科生、研究生对医学社会学的感悟与体会。北京大学医学人文研究院针对不同层面的学生开设了"高级医学社会学引论""国际卫生与卫生国情概论""高级医学社会学""社会学理论""社会研究方法"等课程，引导学子们开展广泛的阅读，从理论与实践相结合的路径，引领学子们积极探索、学以致用。

"倡议建言"——教授在课堂上提出了制度审查委员会（Institutional Review Board，IRB）章程框架，组织、引导选修"高级医学社会学"的研究生们共同起草了中国IRB章程，并倡议在我国成立制度审查委员会。专家、学者及学生们共同聚焦素质教育模式策略在医学教育领域的应用。

"媒体传真"——《医师报》资深记者撰文"医疗生态文明建设，从理念到行动畅想"，管窥医疗生态文明建设的新视角。

执行主编：王红漫

2015 年 6 月

目 次

执行主编按：2015 年 1 月 21 日下午，全国政协副主席、北京大学医学部主任韩启德院士在著名医学教育家、原北京医科大学党委书记彭瑞骢同志的追思会上讲话，深切缅怀彭书记，提出要学习彭书记的作风，继承彭书记的风骨。现将韩启德主任的讲话全文转载。韩启德主任的讲话情真意切，字里行间诠释了"厚道"的北医文化，体现出追思者和被追思者两代"大医"的科学精神与人文情怀，为后学者树立了丰碑和榜样。

怀念彭书记，学习彭书记

韩启德

尊敬的各位前辈、老师们、同学们：

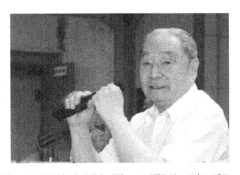

六天前，我参加了彭瑞骢同志的遗体告别仪式。在告别大厅的正前方，鲜花簇拥着的就是我们眼前这张彭书记晚年的照片，真实、亲切、慈祥，充满睿智。今天，我们在这里缅怀老书记，追忆他的贡献、思想、品格、精神和境界。面前的这张照片，让我们感觉彭书记就在身边，倾听大家的发言，又一次与我们一起研讨北医的建设和发展。

人常说"政声人去后"。一个人在领导岗位的时候，多被一些溢美之词包围，而那些"好听"的话，恐怕是要打很大折扣的。但是一个人离去了还能被很多人怀念，还能被大家赞扬，这才能够真切地看出被怀念者在人们心中的地位和影响，才真正表现出根植于人们心中的那份真挚与敬爱。如同我们今天聚在这里共同追忆彭瑞骢老书记，今后还会有更多的人去缅怀他、追忆他。

1982 年我研究生毕业后分配到北医，那个时候彭书记在北医已经工作 42 年了。尽管我个人没有接受过他的直接领导，与他的接触也不能算太多，但他是我的人生导师。因为他的所为、他的作风、他的风骨给我以教育，而这种教育是潜移默化的。有四件事成为我生命中难忘的记忆。

一次关心。那是我第一次见到彭书记。1982 年进北医时，我就是一个普通教师，没有机会与校领导直接接触。1985 年我去美国学习，两年后如期回国。回来没几天，就接到学校通知，说彭书记要见我，我当时心里不免有点紧张。在行政楼他的办公室与彭书记见面时，他肯定了我在国外研究取得的成绩，说北医需要我这样的人才，还问我有什么问题需要帮助解决。我说没有什么要求，我会好好干。当他知道我当时小便中有隐血时，就写了一张纸条，让我去北大医院找肾内科的张鸣和教授。第二天，我得到了北医最好的医生的诊断和治疗。学校最高领导对一个名不见经传的小字辈教师的直接关心，让我倍感亲切与温暖。

一次支持。回国后，我在病理生理教研室的工作不太顺利，那时北医三院刚回国的陈明哲教授动员我去他那里创建心血管实验室。我们有共同的理想和开创事业的激情，所以我与王宪想加入，但对学校能否同意，我心里一直没底。一天在病理楼门口，看到骑着那辆旧自行车的彭书记

韩启德，第十二届全国政协副主席，中国科学院院士，北京大学医学部主任。

时，我叫住他问："彭书记，我想调到三院去，行不行？"他听了我的想法后说："可以啊，我支持。"彭书记的这一支持，开启了我工作发展的新路径。

一次触动。20世纪90年代后期，我已经做了北医副校长。有一天我去参加《健康报》召开的专题座谈会。司机师傅对会议地点不熟悉，在路上绕了好多冤枉路。等我到会场，彭书记已经坐在那里了。那个时候他已经75岁了。一个老革命、老领导，骑着那辆旧自行车早早地到了会场，而我一个上任两三年的副校长，坐着公车还晚到了。那一刻我真的非常感动，非常惭愧，至今历历在目。

一次教导。北大和北医合校以后，王德炳校长到北大去当党委书记，我任医学部主任，全面负责北医的工作。我缺乏行政领导经验，什么事情都想亲自过问，都想亲自去抓、去管，很努力，但常常事与愿违。有一次彭启记见到我，问我："你知道领导是做什么的吗？"他告诫我："领导的主要责任在管人，要善于用人，善于发挥大家的积极性。"他的几句话让我茅塞顿开。是啊，领导不能包打天下，也不可能什么都比别人高明，要善于把干部放到合适的岗位，为他们创造好的工作条件，把大家的积极性调动起来，担当起各自的责任。以后我的工作就逐渐顺当起来。

彭书记离开了我们。彭书记在北医75年，把一生都献给了北医。在他强有力的政治领导、思想领导和组织领导下，北医在各个历史节点上都抓住了机遇，得到了稳步发展，成为全国医学院校的领头雁。他的生命是有限的，但是他给北医留下的精神财富是无限的；他做的很多事情是有形的，但他留下的影响是无形的。彭书记为我们留下了北医的文化、北医的精神。

什么是北医的文化和精神呢？北医百年校庆的时候我们将之概括为"厚道"。道者，法则、规律、宇宙本源、世界观、人生观、道德和方法也。厚道者，在上述各方面都显厚重也。北医人的厚道表现为实事求是、认真执着，包容豁达、尊才尚能，厚德厚学、追求卓越。彭书记给北医留下一个原则，就是不管在什么情况下，学校都要把"医教研"（医疗、研究和教学工作）放在头等重要的位置上，紧紧抓住这个中心不放。而要搞好"医教研"，关键是靠人才。彭书记尊重知识、爱护人才，殚精竭虑地为各类人才创造发展的空间。正是在他的长期领导下，北医形成了宽松和谐、相互包容、潜心学问、拒绝浮躁、风清气正的学术环境。彭书记爱北医人，始终坚持以人为本、与人为善。他坚持原则，又宽以待人、善交朋友，以他的个人魅力吸引着一大批人。在历次政治运动中他从不整人，顶住巨大压力千方百计地保护北医的干部和师生。正是在他的长期影响下，北医形成了彼此包容、相互关爱、团结和谐的大家庭氛围。"北医是个家"已经成为北医人的共同感觉。

彭书记在北医75年，经历了抗日战争、解放战争、新中国成立后的百废待兴和飞速发展，还有一个接一个的政治运动，直到迎来改革开放新的春天，风风雨雨，历经坎坷。他始终与伟大的祖国母亲和钟爱的北医同甘苦、共命运。他用自己的身躯为北医遮风挡雨，用自己的脊梁撑起北医这个家，用自己的智慧引领北医不断成长。彭书记是一个传奇式的人物，他那大写的人生为我们树立了最好、最生动的学习榜样。

今天，我们的国家更加强大了，办学条件更好了，但我们面临着更多的诱惑。浮躁的社会时常会强迫我们去做一些对"医教研"毫无意义的事情，比如各式各样的所谓"评估"究竟对我们办学有多大意义？我始终认为，学科的强弱不是评估出来的，一流的大学也不是靠名次排出来的。我们要做的应该是为学科搭建发展的平台，给大学创造良好的发展环境。北医要有定力。什么是定力？说到底，定力是风骨，是精神，是境界，是我们对人生、对世界、对生命终极的崇高的追求。

今天的追思会时间太有限，很多同志想发言而没有机会，我们还可以继续举办各种各样的活动。我提两点建议：

第一，开展彭瑞骢同志思想研究，以此作为北医的一项重要工作。彭瑞骢同志把毕生奉献给了祖国，奉献给了北医。他的经历，是中国社会发展的缩影；他的身上，集中体现着中华民族优秀知识分子的品质。学习彭书记，一定能使我们对中国特色社会主义有更加深入的理解，对如何做人做事有更加深刻的启示。彭书记是一位医学教育家、医学哲学家和伦理学家以及公共卫生学家，他长期领导北医按照医学与教育规律办事，在实践中积累了丰富的经验，他的思想闪耀着智慧的光芒。我们要对他的医学教育思想、医学哲学与伦理思想、公共卫生思想、领导艺术和思想、人才思想、统战思想等进行深入研究。我们要组织力量，继续收集和整理有关他的资料，召开一系列座谈会和研讨会；要把更多的人发动起来，让北医老、中、青几代人都参与进来。

第二，建议给彭瑞骢同志塑像。北医校园里有创始人之一徐诵明老校长的塑像，每个学院、医院也都有奠基人或著名教授的塑像。在北医百年历史中，彭瑞骢同志奉献了 75 年，难道还有第二个人的影响力能够超过他吗？我觉得我们的校园里一定要有老书记的塑像，这也是北医文化的重要组成部分。彭书记热爱北医，我们敬爱彭书记。让大家能在北医校园中时时看到老书记，我想这不是我一个人的心愿，而是所有北医人的心愿。

谢谢大家！

· 文苑博议 ·

执行主编按：2014 年 10 月 29 日，著名人文学者、鲁迅研究专家、北京大学中文系教授钱理群先生应邀参加了"北京大学第七届医学人文周"活动。下午两点，钱先生在医学部逸夫楼 508 教室做了一场关于鲁迅与医学的精彩报告，探讨了医学的社会属性，引起了在场师生的强烈共鸣。现将钱先生的讲稿全文刊发，以飨读者。

医学也是"人学"
——漫谈"鲁迅与医学"

钱理群

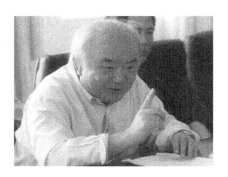

我是北京大学中文系教授，是研究鲁迅和中国现代文学史、思想史的。中文系的教授与医学院系的结缘很少，也很难得。我与医学的关系很简单，不过就是医生的病人或者病人的家属。我今天要谈的是"医学也是'人学'"。这是关系到医学发展的重大问题。这个问题太大，我今天主要从我的专业讲讲鲁迅与医学。我想讲四个问题：①鲁迅与医学的关系。②鲁迅文学中的医学。③医学在鲁迅生命中的地位。④医学与文学的关系。

一、鲁迅与医学的关系

鲁迅在一生中有两次职业转换：第一次是"弃矿学医"——鲁迅中学时读的是南京矿路学堂，后来他去日本留学，一开始还保留着对矿务的兴趣，曾经与同学合编过一本《中国矿产志》，但 1904 年 24 岁的鲁迅又进了日本仙台医学专门学校学医。读了不到两年，1906 年鲁迅就自动退学，"弃医从文"了。鲁迅这样的职业转换大概很难为今天的中国人所理解。我看到一位中学生专门为此写了一篇作文，以"现代人"的眼光，作了这样的评价："他学的矿务，并非热门专业，这是'输在起跑线上'；学完矿业后没有直接就业，这是没有早点立足社会；学矿业又去学医，中途改行，浪费了多少大好青春；留学归来仍未从医就业，成了待业青年；之后弃医从文——专业不对口；从文后，写的既不是政府御用文章，也不是传统文言文，甚至还抨击政府，批评时弊，是个反动青年，而且是生活动荡、收入不稳的反动青年！"这位中学生的"黑色幽默"倒是引发了我们的好奇心：鲁迅当年为什么要"弃矿学医"？后来为什么又"弃医从文"？——这是一个很有意思的研究课题，也是一个有趣的话题。

先说鲁迅为什么要学医？他曾经这样谈到自己的"医学梦"："我的梦很美满，预备卒业回来，救治像我父亲似的被误的病人的疾苦。战争时候便去当军医，一面又促进了国人对维新的信仰。"[1]这里，包含了两层意思。首先，这是鲁迅个人的一个童年创伤记忆。鲁迅从来没有写过母亲，却连写两篇文章谈父亲：一篇叫《五猖会》，讲父亲怎样强迫自己背书，他由此感受到父子

钱理群，北京大学中文系教授。

之间的隔膜，让他刻骨铭心，终生难忘；另一篇是《父亲的病》，写直到父亲临终前，才突然感悟到父子之间的同样刻骨铭心的生命的血缘关系，却已经来不及向父亲表达自己的爱，只能大声疾呼："父亲！父亲!!"父亲却吃力地回应说："……不要嚷……不……""我"还是叫着："父亲!!!"一直到父亲咽了气。多年后，鲁迅还会听到那时的自己的喊声。"每听到时，就觉得这是我对于父亲的最大的错处"：因为打搅了父亲最终的安宁，这是一个更加刻骨铭心的有罪感和永远的痛苦。可以说，正是这样刻骨铭心的生命创伤，童年记忆成为鲁迅要"弃矿学医"，而且是要学习西医的最重要的动因。因为在他看来，父亲是因为中医的耽误才于37岁早逝的。那时鲁迅只有15岁。鲁迅因此终生对中医怀有成见，他也因此对西医怀有好感，甚至有一种敬意。在《父亲的病》里，他在详尽回忆庸医的荒诞与误人之后，又深情回忆了一位西医对他说的话：医生的职责是"可医的应该给他医治，不可医的应该给他死得没有痛苦"。他由此看到了西医的科学性和人情味，或许也是这样的"西医观"使他选择了医学。

当然，鲁迅学医也有时代的原因，这就是他所说的"战争时候便去当军医"的梦想。研究者告诉我们，在鸦片战争，特别是甲午战争失败以后，中国人普遍有强烈的民族危机感，并且有一个自我命名，叫"东亚病夫"，认定中国已经病入膏肓，随时有死亡的危险。而"东亚病夫"，首先是身体的病弱。这样，强身健体就成了救国的第一要务。各个阶层的代表人物，如军界的蔡锷、商界的张謇以及学界的蔡元培，都提倡"军国民运动"，就是要把中国人培养成具有军人的健全体魄和尚武精神的新国民。鲁迅的军医梦就显然受了这样的"军国民运动"的影响。[2]有学者说："20世纪初叶的中国，确实对身体有着一份高度的着迷与坚持，从康（有为）梁（启超）一辈开始，知识分子就以一种舍我其谁的态度，努力推动各种的身体改造运动"。[3]这样，医生就自然成为最被看好、备受尊敬的职业，学医成了无数"鲁迅式"的爱国青年的梦想。而且这样的尊医、学医的时代风尚差不多延续了一个世纪，直到21世纪才发生了变化，以致许多医生都不愿意自己的子女学医——这是一个需要另作讨论的问题。还要补充一点，当时不仅学医成为风尚，而且体育运动也被大力推广。20世纪初还有盛行一时的"天足运动"，意指妇女解放要从解放她们的脚开始。鲁迅后来谈到他学医的动机时，除了父亲的病以外，还有一个原因就是要"救济中国女子的小脚"。触动他的还有"日本明治维新是大半发端于西医的事实"。当时日本被认为是学习西方的"好学生"，所以要学西医，也要到日本来学。[4]

那么，鲁迅后来为什么又要弃医从文呢？其实，鲁迅到了仙台不久，就对医学生的学习生活感到不能适应了。他在写给老同学的信里如此抱怨道："校中功课大忙，日不得息。以七时起，午后二时始竣，树人晏起，正与为雠。所授有物理、化学、解剖、组织、独乙（德语）种种学，皆奔逸至迅，莫暇应接。组织、解剖二科，名词皆兼用拉丁。独乙，日必暗记，脑力顿疲。"又说："校中功课，只求记忆，不须思索，修习未久，脑力顿锢。四年而后，恐如木偶人矣！"他特别感到不满意的是，功课太紧，没有时间阅读与翻译文学作品："而今而后，只能修死学问，不能旁及矣。恨事，恨事！"[5]他的文学的无羁的想象力以及活跃的思想力，显然不适应一板一眼、严格、精密的医学学习方式与思维特点。最让他头痛的是解剖尸体，他对老朋友许寿裳诉苦说："最初动手时，颇有不安之感。尤其对于女子和婴孩幼孩的尸体，常起一种不忍破坏的情绪。"他还告诉这位老友胎儿在母体中如何巧妙，矿工的炭肺如何墨黑，两亲花柳病对小儿造成何种残酷，等等。[6]鲁迅心肠太软，太容易动感情，显然不具备医学必需的冷静。更有意思的是，近几年，有人在日本找到了鲁迅当年画的解剖图。人们惊讶地发现，好多人体部位都被鲁迅有意改了，是为了使它看起来"更美"。这样的美学家的眼光与趣味，距离科学家就太远了。还是鲁迅称为"恩师"的解剖学老师藤野严九郎先生最了解他，说："大概学习医学本来就不是他出自内心的目的。"[7]鲁迅就其本性而言，是属于文学的。他学医更多的是出于对家人和国人的责任。他的弃医从文是有内在的原因和逻辑的。

当然，外在的刺激也很重要，不可忽视。于是，就有了大家都熟知的所谓"幻灯事件"。鲁迅自己回忆说，在微生物学的课堂上，老师经常用电影演示，有时也顺便放些时事影片。当时正当日俄战争，有一天，鲁迅突然在画面上看到了"久违的许多中国人了，一个绑在中间，许多站在左右，一样是强壮的体格，而显出麻木的神情。据解说，则绑着的是替俄国做了军事上的侦探，正要被日军砍下头颅来示众，而围着的便是来赏鉴这示众的盛举的人们"。鲁迅受到了极大刺激，他的医学梦因此轰毁："从那一回以后，我便觉得医学并非一件紧要事，凡是愚弱的国民，即使体格如何健全，如何苗壮，也只能做毫无意义的示众的材料和看客。病死多少是不必以为不幸的。所以我们的第一要著，是在改变他们的精神，而善于改变精神的，我那时以为当然要推文艺，于是想提倡文艺运动了。"[8]——顺便说一点，直到今天，人们还没有找到鲁迅说的这张幻灯片，因此，有人认为，鲁迅这里描述的"幻灯故事"，也许只是鲁迅的一个文学概括。但不可否认的，是一个基本事实：同样是关心人，关心国民的健康，但其重点却从生理上的身体的健康，转向心理的、精神上的健康，将医学问题转化成了一个文学问题、人文问题。他对最为相知的许寿裳说："中国的书呆子，坏呆子，岂是医学所能治疗的么？"[9]在此之前，他们之间就有了这样的讨论：①怎样才是最理想的人性？②中国国民性中最缺乏的是什么？③它的病根何在？[10]许寿裳还回忆说，他们在讨论中感受最深的，就是"我们民族最缺乏的东西是诚和爱"。[11]有研究者因此提出，"诚与爱"是鲁迅思想与精神的核心，他当年怀着"诚与爱"之心去学医，现在，又以"诚与爱"之心去改造、疗救国民性。看起来，弃医从文是一个根本的转变，但在"医"与"文"之间，还是有内在的统一的。* 这个问题，我们在下面再进行详尽的讨论。

由此形成的是鲁迅的"改造、疗救国民性"的文学观：文学"必须是'为人生'，而且要改良这人生""所以我的取材，采自病态社会的不幸的人们中，意思是在揭出病苦，引起疗救的注意"。[12]——这里的医学用语"病态""病苦""疗救"等，都成了一种隐喻。它不仅显示了在鲁迅的视域里，医学与文学的相通，更暗示着医学本身的社会学和政治学的意义。而且如研究者注意到的那样，这样的"疗救"文学观，在中国现代文学里，是占据了特殊重要地位的。许多现代文学作品都以医院为题材，充满了疾病与死亡的隐喻，如丁玲的《在医院中》、巴金的《第四病室》等，这都不是偶然的。**

最重要的，自然还是鲁迅的作品。在一定意义上，我们可以说，"疾病"与"死亡"构成了鲁迅文学的主题词。——这是我们今天要讨论的第二个问题。

二、鲁迅文学中的医学

最引人注目的，自然是鲁迅的第一篇白话小说，也是被视为中国现代文学开端的《狂人日记》。主人公就是一位精神病患者，小说一开头就写道："赵家的狗，何以看我两眼呢？""早上小心出门，赵贵翁的眼色便怪：似乎怕我，似乎想害我。还有七八个人，交头接耳地议论我，又怕我看见。其中最凶的一个人，张着嘴，对我笑了一笑。我便从头直冷到脚跟……"显然这是一

---

* 参看：符杰祥.鲁迅文学的起源与文学鲁迅的发生.文学评论，2010（2）：132－138.

** 参看：黄子平.病的隐喻和文学生产——丁玲的《在医院中》及其他//唐小兵编.再解读：大众文艺与意识形态（增订版）.北京：北京大学出版社，2007.

个受迫害臆想狂病人，但字里行间又似乎隐含有某种寓意。全篇小说就在这两者的张力中展开。以后，鲁迅又写了《长明灯》和《白光》，也都是写精神病病人的故事。如果再作仔细的考察，就可以发现：《狂人日记》和《长明灯》里的主人翁其实是那个时代的先觉者、先驱者。人们不理解，就把他们看作"疯子"。因此，小说的主题是："谁的精神不健康，不正常？谁是真正的病人？"而《白光》的主人翁却是因为参加科举考试屡屡失败，真正发疯落水而死的。小说的主题是："是谁把人逼疯，谁是身体与精神病害的制造者？"大家在中学时都读过的《药》，就把这两个主题合而为一了。小说有两个故事：一个是茶馆老板的儿子华小栓，患了肺病。他父亲在刑场上求得"人血馒头"来给他治病，结果反而把病耽搁了。这是一个身体与精神双重疾病而死亡的悲剧。小说真正的主人翁夏瑜也是一个先驱者，他想用"革命"来治中国的病，却被他想拯救的得了愚昧病的中国人看作是"疯子"，连他牺牲时流出的血也被当作药吃掉了。小说的标题《药》就具有两重意义：一是实指"人血馒头"，这是愚昧的象征；另一是虚指革命者给中国开出的药方，暗示老百姓不觉醒，革命也救不了中国。这是一个疗救无望的更大悲剧。鲁迅还有一篇很特别的小说《兄弟》，写兄弟俩平时感情非常好，弟弟突然发高烧，当时正在流行猩红热，哥哥因此焦虑万分，专门请了一位著名的外国医生，最后诊断是出疹子，不过虚惊一场。这个普通的疾病故事是以鲁迅的弟弟周作人类似的经历为原本的，但鲁迅却虚构了哥哥的一个梦：弟弟真的死了，留下的孩子成了自己的负担，又自认为有了任意管束孩子的权利，因此出手把弟弟的孩子痛打了一顿。鲁迅显然运用弗洛伊德的学说，通过梦揭示了人的潜意识：尽管"兄弟怡怡"，但在利益面前，还是掩饰不住人的自私本性。这或许是更为严重的内在疾病吧。可以说，鲁迅是在"疾病"与"死亡"这一每个人都必须面对的生存境遇里，发现了一个最能展现人性和社会问题的广阔天地。鲁迅一生写了 33 篇小说，其中 20 篇都写到了疾病与死亡，占了 60% 以上，这绝不是偶然的。

　　研究者在做了更深入的分析以后，发现鲁迅小说里写到的病，大都呈现出一种不确诊的模糊性，"药"则经常处于缺席状态，而与此相对的却是病人明确而具体的"死亡"。这种情节结构的处理，是暗含着鲁迅对我们前面谈到的他自己的"疗救文学观"的一个质疑：他越来越发现，自己不仅不能承担"治疗者"的角色，连充当"诊断者"也是勉为其难。最后，到写作《野草》时，他就发现真正的"病人"正是自己，而且"抉心自食，欲知本味。创痛酷烈，本味何能知？"*这就是评论者所说的"鲁迅的深刻之处与独到之处在于，他自始至终对文学的'治疗效果'有着近乎绝望的怀疑，以及与此相关的，对文学家所承担的'思想-文化'医疗工作者的角色有着深刻的怀疑"。[13] 我要补充的是，鲁迅在怀疑的同时，又在坚守着文学疗救：他后期的杂文更是把他的手术刀变成"匕首与投枪"了，这大概就是"反抗绝望"吧。

三、医学在鲁迅生命中的地位

　　还要提及的是，疾病与死亡更是鲁迅自身生命的主题词。

　　鲁迅逝世以后，他的主治医生须藤五百三写过一篇《医学者所见的鲁迅先生》，详尽地讲述了鲁迅的病。据说鲁迅"自七八岁起即患龋齿，一直到二十四五岁，都在担心脱牙和临时应急"，所以鲁迅"自少年时代起便不能像其他的儿童似的吃那硬而甜的东西"。后来鲁迅还专门写过一

---

　　* 以上分析引自程桂婷：《疾病与疗救：鲁迅小说中的矛盾内涵》。所引鲁迅《野草》语来自《墓碣文》，《鲁迅全集》第 2 卷，第 207 页。

篇《从胡须说到牙齿》，说自己"从小就是牙痛党之一""这就是我父亲赏给我的一份遗产，因为他牙齿也很坏"。[14]因为牙齿不好，常常减削了肠胃的活动力，"所以四十岁左右便患胃扩张症，肠弛缓症，和常年食欲不振，便秘等。胃肠时常作痛，每隔三天即须服缓下剂和施行灌肠，努力于通便"。到了"四十五岁时已有结核"，以后还有左右侧的胸膜炎。鲁迅的最后病情报告称："本年（按，即 1936 年）三月二日，鲁迅先生突罹支气管性喘息症，承招往诊"，先后四次抽取胸腔积液，病情时好时坏，到"十月十八日，午前三时喘息又突然发作，午前六时半往诊，当时即以跪坐呼吸营救。病者颜色苍白，冷汗淋漓，呼吸纤弱，尤以吸气为短微，体温三十五点七度，脉细，一百二十左右而软弱，且时常停滞。腹部扁平，近两肺处有喘鸣，加以应急处置之后始稍转轻"；午后二时再往诊，"病者声称呼吸困难，情况不佳，颇呈衰惫不堪之状"，经诊察，"谅已引起所谓'气胸'""虽尽量使之绝对安静睡眠，亦不能深睡，频频惊醒，声称胸内苦闷。心部有压迫之感，终夜冷汗淋漓。自翌晨（十九日）午前五时起，苦闷加甚，辗转反侧，延至午前五时二十分因心脏麻痹而长逝""追加疾病名称：胃扩张，肠弛缓，肺结核，右胸湿性肋膜炎，支气管性喘息，心脏性喘息及气胸"。[15]

我们更要讨论的是，鲁迅这样的衰弱多病的体质，对他的精神气质有什么影响？可以说是在疾病的煎熬与死亡的阴影笼罩下的写作，是否也给他的创作带来某种特质？这是需要做专门研究的。这里只谈我们感兴趣的一点发现：从《鲁迅日记》得知，在 1925 年 9 月 1 日至 1926 年 1月，鲁迅肺病复发（1923 年因兄弟失和也发作过一次），长达 4 月余。1936 年鲁迅最后病倒时写信给母亲，就提到 1923 年、1925 年这两次病，并认为病根就是当年种下的。一位"在上海的唯一的欧洲的肺病专家"称鲁迅为"最能抵抗疾病的典型的中国人"，如果是欧洲人，早就死掉了。[16]这就是说，鲁迅的几次重病都是直接面对死神的。而有意思的是，正是 1925—1926 年与1935—1936 年，鲁迅的创作出现了两个高峰：《野草》《朝花夕拾》《彷徨》（部分）、《故事新编》（部分）以及《夜记》（未编成集）都写于这两个时期。而特别值得注意的是，正是在这两个生命的特殊时期，鲁迅写出了《无常》（1926）和《女吊》（1936）这样的描写家乡传说、戏曲里的民间鬼的散文，并且都堪称鲁迅散文中的极品。这就是说，当鲁迅因为疾病而直面死亡时，反而唤起了他的民间记忆与童年记忆，并焕发了他的文学想象力与创造力，这样的"死亡体验""民间记忆"与"文学创作"的相互融合，实在是令人惊诧不已的。

这就不能不说到鲁迅对死亡的态度。鲁迅说他是死的"随便党"，[17]但他也和普通人一样，想过"死后怎么样"的事情。早在 1925 年他就写过一篇《死后》，说人不仅没有"任意生存的权利"，也没有"任意死掉的权利"，连死了都要被人利用。[18]现在，真正要面临死亡了，他在想什么呢？这里有一个材料：1936 年 10 月 17 日午后，也就是他逝世前，最后一次出门，他来到日本朋友鹿地亘的家里，送去了《女吊》这篇文章，并且和他们夫妇俩大谈日本和中国的鬼。[19]在此之前，他还写过一篇短文，讨论"死后的身体"如何"处置"的问题。他表示，"假设我的血肉该喂动物，我情愿喂狮虎鹰隼，却一点也不给癞皮狗吃""狮虎鹰隼，它们在天空、岩角、大漠、丛莽里是伟美的壮观"，而"癞皮狗，只会乱钻，乱叫"。[20]这是一个多么令人神往的境界：鲁迅死后，他的生命化作了民间的鬼神，化作了"在天空"飞翔的鹰隼，在"岩角、大漠、丛莽里"行走的狮虎。这就意味着，鲁迅终于超越了医学意义上的疾病与死亡，而永存于文学的想象里。

四、医学与文学

在讲完了"鲁迅与医学"的故事以后，我们就可以来讨论"医学"与"文学"的关系，这也是我今天要讲的第三个问题。因为时间的限制，我们只能提出问题，而不能充分展开讨论。我想讲八个方面的思考。

第一，医学和文学都面临同一个对象：人。这看起来是一个常识，却很容易被忽略：文学家往往热衷于直接表达思想，讲故事，而忽略了写人；医生们却常常只见病，不见人。

第二，医学与文学的对象都是个体的生命。文学最应该关注的是区别于他人的"这一个人"的特殊的命运、思想、感情和性格。医生所面对的是一个个具体的病人。同样的病，在不同的病人个体身上是会有不同的表现和特点的，需要我们对症下药。但可惜，在现在许多医生眼里，病人不是活生生的个体，而是某一类型的疾病病人，往往按类型的治疗惯例开药。在这一点上，我觉得中医强调同病异治、异病同治和因人而异，是具有更大合理性的。

在我看来，"生命"是医学与文学共同的最重要的概念，在某种意义上可以说，医学与文学就是"生命之学"。但我们对生命的理解却常常陷入片面。除了这里说的忽视生命的个体性之外，我们还往往忽略了生命的整体性。这大概是受西方科学主义的影响，分工过细，眼睛里只有具体器官的病变，而不能从人的整体生命、各器官之间的关系中去把握和判断病情。在这方面，中医也是有自身优势的。梁漱溟先生就认为，中国的传统医学受到道家的影响，它"以生命为研究对象"，更强调"回到自己生命上，回到自己身体上"，不是单纯地依靠外在的药物，而是强调病人身体和生命的自我调节，这是很有道理的。[21]

这里，我们也就顺便讨论一下鲁迅对中医的态度。如前所说，鲁迅是从自己的童年经验出发，对中医产生反感的。他说他永远忘记不了小时候如何先在比自己高一倍的当铺柜台上接了钱，再到一样高的药店柜台上给父亲取药，而开的又是奇特的药方，如用打破的旧鼓皮做成的"败鼓皮丸"来治水肿，结果自然是耽误了治疗。鲁迅说，他因此"渐渐地悟得中医不过是一种有意或无意的骗子"，[22]他自己也一生不看中医。在他的小说里，中医也都是庸医或骗子，所开的药方不是"人血馒头"（《药》），就是"保婴活命丸"（《明天》）。以今天的眼光看，鲁迅拒绝中医自然是一种偏见。但鲁迅也自有道理，就是他在《父亲的病》里所说，中国古代名医轩辕和岐伯（相传《黄帝内经》就是托他们之名所写）所处的时代就是"巫医不分的，所以直到现在，他的门徒就还见鬼。"胡适在 1919 年也写过文章做了专门讨论，指出：早期的科学与迷信是密不可分的，西方的"天文学是从星命学出来的，化学是从炼丹术与炼金术里出来的"，中国古代"求长生、求仙药、求神丹，都与医药学的进步有关"。*这样的"巫"与"医"相混杂的情况直到今天恐怕依然存在，这些年陆续揭发出来的所谓"神医"中有许多就是打着"中医"的旗号的。但我们也不能因此而否定中医，而是要更严格地将"医"与"巫"区分开来：中医是建立在中国文化上的具有独特系统的科学，而不是神学，更不是骗术。

以上是一个插话，我们再回到医学与文学关系的讨论上来。

第三，医学与文学有着共同的目标，就是要使人"健康、快乐、有意义地活着"。我最近还专门就这个命题在人民大学做了一次演讲。我说：健康、快乐、有意义地活着，这应该是我们中国改革的目标，也是教育、文学、医学的共同目标，更是我们每一个人生活的目标。而且在今天的中国，还具有很大的迫切性。因为现在所有的中国人，尽管已经基本上吃饱了肚子，但都活得很累，不健康，不快乐，而且觉得活得没意思。这一点，你们医生大概更有体会：人们都是因为不健康而感到不快活才到医院来的，许多病人是因为患病而失去了生活的意义与信心。我们说医生是"治病救人"的，就是通过治病，使失去了健康的不快乐的、生活无意义的"病人"成为

---

* 转引自：肖伊绯，胡适."糖尿病"及其他. 南方周末，2010 - 08 - 16.

"健康、快乐、有意义地活着"的人，这就是医生工作的意义所在。这就是说，不仅要使病人走出生命的病态，健康、快乐、有意义地活着，医生自己也要健康、有意义地活着。在我看来，当下中国医学和医院出了许多问题，其中一个重要方面，就是医生自身的身心健康出了问题，活得很累，并且看不到从事医务工作的意义。

第四，我们在前面介绍了鲁迅是以"诚与爱"之心去从事文学，看待医学的。这应该是医学与文学更为内在的一致特点：这是最基本的伦理底线，也是医生和文学家的基本素养与品格。而今天中国的医学问题、文学问题和社会问题也集中体现在"诚"与"爱"的缺失。大家议论得最多的所谓"医患关系"问题，在我看来，最根本的原因在于医生与病人之间失去了基本的诚信与爱。而我更要强调的是，虽然问题发生在医院，但其所显示的却是整个社会的病症，是社会病了。简单归责于医生、医院与病人是解决不了问题的。如鲁迅所说，缺乏诚与爱，是中国国民性的弱点，而它在今天发展到了极端，就有了更深层次的政治、经济和社会的原因，已经超出了我们讨论的范围。

第五，前面还讲到，鲁迅最后弃医从文，一个最基本的原因，是他的文学气质不适合学医，也就是说，医学与文学是有着不同的思维方式、心理特点和情感方式的，但又不能强调过分，因为医学的科学思维与文学思维也有相通的地方。鲁迅在选择从文以后，特地写了一篇《科学史教篇》，强调科学也要有"美上之感情"和"明敏之思想"，更提出"科学发现，常受超科学之力"，是离不开"圣觉"（灵感）与"神思"（想象）的。他认为科学在本质上是一种"人性之光"，因此，特别要警惕"唯知识之崇"，即陷入科学崇拜、技术崇拜的"唯科学主义"，那是会使"人生必归于枯寂"的。[23] 我由此想到了一个有趣的问题：医学需不需要灵感、直觉和想象力？许多有经验的老医生常做出许多普通医生想不到的正确诊断，其中就有建立在多年积累的丰富经验基础上的直觉与灵感。而医学想象力更是贯穿在疾病诊断过程中的：先是面对某种病变的症状，在追溯病因、病源时，就需要建立在深厚的学养与经验基础上的各种假设、想象，然后再去做各种检查，在检查的基础上逐渐排除原先设想的许多可能，最后做出一个准确的诊断。许多年轻医生之所以依据某个病症就做出简单诊断，结果忽略了更深层面的真正的病源，而造成误诊，我们经常将原因归之于医学知识、经验的不足，其实也可以说是医学想象力的不足。在我看来，医学的魅力就在于医生每天都在破解各式各样的"哥德巴赫猜想"，医生的快乐就建筑在这样的创造性的劳动中，这一点是与科学家、文学家、教师的创造性事业相通的。

第六，我们在谈了医学与文学在对象、目标、伦理、品格，甚至思维上的相通之后，还得回到一个基本的不同上：医学面对的主要是生理、身体上的病人，而文学面对的更多的是健康的人，即使有病态，也是心理和精神上的疾病。这是显而易见的，不用多说。我由此想到一个问题。医生天天面对的是人的病态，医院里充斥着"病"（病态或病痛）的氛围和气息，长期沉浸其中，不但会影响医护人员的心境、心情和心理，而且也容易造成对人性的阴暗看法。这就需要文学和艺术的补充。文学和艺术虽然也会涉及人性的病态，鲁迅这样的主张文学疗救作用的作家的作品，就更是如此。但鲁迅作品里的黑暗也是充溢着光明的，是给人以积极向上的力量的。文学与艺术的魅力在于永远能够引人走向真、善、美的境界。我由此而理解了，为什么许多老医生和杰出医生都有阅读文学作品，欣赏音乐、美术的业余爱好。这不仅是为了陶冶性情，舒缓职业性的疲累感，更是为了坚守对人性的真、善、美的信念与追求。这也提出了医学管理学上的一个问题：如何营造一个更为健康的，不仅是医学的，也是更充满人文气息的医院环境和氛围。

第七，医生的业余爱好，无论是对文学和艺术的关注，还是对整个人文学科和社会学科的涉猎，都不仅是个人修养的问题，还关系着对医学本质和长远发展的认识与把握。我们已经详尽地讨论了"疾病的隐喻与文学生产"的关系。其实，疾病的隐喻意义是远超出了文学的。前面提及的"东亚病夫"就是对我们整个民族危机的一个隐喻。当年毛泽东就把疾病的隐喻运用到党的整风运动和知识分子的思想改造上，提出了"惩前毖后，治病救人"的方针，[24]并且解释说："就是重重地给病人一个刺激，向他们大喝一声，说'你有病呀！'使病人为之一惊，出一身汗，然后好好地叫他们治疗。"[25]在今天的政治、社会生活里，也随处可见这样的医学隐喻。在这样的语言现象的背后，隐含的是医学与政治、经济、社会、法律、文化的联系，而且，随着现代社会的发展，这样的联系是越来越密切了，以至于医院的问题常常成为社会矛盾的一个焦点，医患关系问题成为全社会关注的热点。今天的医生再也不能关起门来看病了。于是，就有了医学社会学、医学法学、医学经济学和医学管理学等新学科的产生。

更重要的是，随着我们对人，特别是现代人认识的深化，就越来越发现，人的生理与心理的疾病是很难决然分开的，许多病人的疾病，包括他们对疾病的态度，都常常包含了心理问题，反过来又会影响对生理疾病的治疗，因此，对疾病的治疗也必须是综合性的。从更长远的发展看，自然科学、社会科学与人文科学的综合发展已经成为科学发展的一个必然趋势，原先那种"井水不犯河水"的严格的学科界限早已被打破了。当然，专业的分工还是有的，但各专业之间的相互渗透和融合则是一个发展的趋势。而且目前这样的趋势才刚刚显露，以后会发展到什么地步，包括随着科学技术的发展，新的治疗手段的不断出现，将会引出什么新的局面，今天都很难预计。也就是说，我们现在正处在一个全面变革的前夕，不仅是政治、经济和社会的全面而深刻的变革，更是包括医学、文学在内的理、工、文科，以及文科内部的文、史、哲各科的发展及相互关系的全面而深刻的变革。对此，我们准备好了吗？不用说知识上的准备，恐怕我们现在在思想和心理上还没有任何准备。这就是问题所在。

第八，就要讨论一个关系医学学科发展的大问题：该如何为医学的学科性质定位？长期以来，我们都习惯于将医学视为自然学科。现在，医学内在的人文因素逐渐显露，在医学生理学、病理学、临床医学等传统学科之外，又出现了医学心理学、医学伦理学、医学哲学等新概念和新学科。这就出现了一个学科定位的问题。在我看来，医学的人文性是由其对象是"人"这一基本的特质决定的。因此，我今天斗胆提出，我们是否也可以把"医学"定位为"人学"——一种具有自己特点的人学。这样，既可以揭示医学与其他以人为对象的学科，例如文学、哲学、伦理学和法学等的内在联系，同时也可以更深入地揭示医学区别于文学、哲学的独特的人学内涵。在现实的医学实践里，则能够引导所有的医务工作者把关注的中心集中在对"人"的关怀上，以诚信与爱心对待病人，以促进每一个病人和我们自己"健康、快乐、有意义地活着"。

我的讲话完了，谢谢大家。

问：钱先生好，十几年前您曾来北医演讲，谈医学生怎样提高文学修养，现在您能否再谈一下医学生如何提高人文素质？

答：我想医生应该懂点艺术，懂点音乐、戏剧、舞蹈和音乐，而不只是懂点文学。我认为大家应该多读点经典，而不只是在网络上进行快餐式的阅读，因为网络阅读缺乏深度。另外，网络阅读是群体性的，过于时尚，缺少个人性。所以我提倡多读经典，具体说，对中国文化要读这四五本书：①《论语》和《庄子》，这是中国文学源头的经典。②唐诗、宋词，特别是唐诗，她充分表达了人们的各种感情。③《红楼梦》，这是中国文学的总结。④鲁迅的著作。

问：钱先生您好，能否谈一下您对疾病和死亡的思考与认识？

答：我也是死亡的"随便党"，我是随着自己的兴趣寻找生命的乐趣和意义。我的健康秘诀，一是能吃能睡，二是拿得起、放得下，三是生活规律，天天锻炼身体。我天天坐在电脑前写作，写作给我带来了无穷的快乐。我的夫人是医生，我和她经常讨论死后的问题。我们不惧怕死亡。我的生命就是思考。人的思想就是快乐。我写作主要是为了我自己，而不是为了发表。我讲的东西是理想状态的，其影响是自然产生的。

问：您如何评价周作人和鲁迅兄弟？

答：这个问题很复杂，我今天只能简单地这样讲一下。他们兄弟俩对中国问题的认识是相当一致的，但关注点不一样，他们的态度趋向也不一样。鲁迅是儒家的态度，知其不可而为之；周作人是道家的立场，知其不可而不为。在鲁迅的散文《过客》中体现了这两种态度的不同。

问：您提倡"健康、快乐、有意义地活着"，关于"有意义"，您是怎么理解的？

答：在健康、快乐和有意义之外，我还要补充一句鲁迅先生说的"幸福地度日，合理地做人"。健康、快乐、幸福是回答精神和物质的关系。现代人多以物质利益最大化作为个人追求的快乐和幸福。我认为我们正在从物质时代向后物质时代过渡，我们今后恐怕不是以物质利益作为快乐，而是在物质和精神之间进行合理的调节。这要处理好个人和社会的关系，这就涉及价值观的问题。大学生要建立自己的价值观，一要读书，二要接触实际。大学生到农村去，接触社会底层，知道老百姓有多苦，了解他们的实际生活，了解他们的追求，然后思考你能够做什么事。

问：我是这里的老师，我非常赞同学生应该多读经典。但在教学过程中，我发现学生对阅读经典的兴趣越来越淡，读书的时间越来越短。您怎么看待这一现象？老师应该如何应对？

答：我认为可以利用课堂时间让学生多读经典，在课外时间可以组织读书会，建立读书俱乐部，一起读一本书。

问：您怎么看待鲁迅弃医从文？假如他没有看那部电影，他还会继续学习不喜欢的医学吗？

答：鲁迅是一个文学天才，不是一个医学天才。他弃医从文带有一定的必然性，弃医从文对他也是一件好事。值得注意的是，鲁迅一生中很关注医学，对医学知识的掌握也相当好。

问：您在演讲中提到，当前医患关系紧张与"诚与爱"的缺乏有关。我想追问一下，当下为什么会缺乏"诚与爱"？

答：一个健康的社会应该是扬善抑恶的。在市场经济条件下，社会舆论恰恰激发了人们恶的习气。在西方还有基督教（纠正），而中国文化中缺乏真正的宗教信仰。

参考文献

[1] 鲁迅. 《呐喊》自序//鲁迅. 鲁迅全集（第1卷）. 北京：人民文学出版社，2005：438.

[2] 程桂婷. 疾病与疗救：鲁迅小说中的矛盾内涵. 鲁迅研究月刊，2013（5）：4-10.

[3] 黄金麟. 历史、身体、国家：近代中国的身体形成1875—1937. 北京：新星出版社，2006.

[4] 许寿裳. 我所认识的鲁迅//鲁迅博物馆等选编. 鲁迅回忆录（上）. 北京：北京出版社，1999：456.

[5] 鲁迅. 致蒋仰卮//鲁迅. 鲁迅全集（第11卷）. 北京：人民文学出版社，2005：330.

[6] 许寿裳. 亡友鲁迅印象记//鲁迅博物馆. 鲁迅回忆录（上）. 北京：北京出版社，1999：223-224.

[7] 藤野严九郎. 谨忆周树人先生//薛绥之主编. 鲁迅生平史料汇编（第二辑）. 天津：天津人民出版社，1982：179.

[8] 鲁迅. 《呐喊》自序//鲁迅. 鲁迅全集（第1卷）. 北京：人民文学出版社，2005：438-439.

[9] 许寿裳. 我所认识的鲁迅//鲁迅博物馆等选编. 鲁迅回忆录（上）. 北京：北京出版社，1999：443.

[10] 许寿裳. 我所认识的鲁迅//鲁迅博物馆等选编. 鲁迅回忆录（上）. 北京：北京出版社，1999：226.

[11] 许寿裳. 我所认识的鲁迅//鲁迅博物馆等选编. 鲁迅回忆录（上）. 北京：北京出版社，1999：487.

[12] 鲁迅. 我怎么做起小说来//鲁迅. 鲁迅全集（第4卷）. 北京：人民文学出版社，2005：526.

[13] 黄子平. 病的隐喻与文学生产——丁玲的《在医院中》及其他//唐小兵编. 再解读：大众文艺与意识形态（增订版）. 北京：北京大学出版社，2007.

[14] 鲁迅. 从胡须说到牙齿//鲁迅. 鲁迅全集（第1卷）. 北京：人民文学出版社，2005：263.

[15] 须藤五百三. 医学者所见的鲁迅先生//鲁迅博物馆等选编. 鲁迅回忆录（散篇，下册）. 北京：北京出版社，1999：1449，1452-1455.

[16] 见鲁迅. 死//鲁迅. 鲁迅全集（第6卷）. 北京：人民文学出版社，2005：634.

[17] 鲁迅. 死//鲁迅. 鲁迅全集（第6卷）. 北京：人民文学出版社，2005：633.

[18] 鲁迅. 死后//鲁迅. 鲁迅全集（第2卷）. 北京：人民文学出版社，2005：216.

[19] 池田幸子. 最后一天的鲁迅//鲁迅博物馆等选编. 鲁迅回忆录（散篇，下册）. 北京：北京出版社，1999：1444-14455.

[20] 鲁迅. 半夏小集//鲁迅. 鲁迅全集（第6卷）. 北京：人民文学出版社，2005：619.

[21] 梁漱溟. 这个世界会好吗：梁漱溟晚年口述. 北京：东方出版中心，2006：259.

[22] 鲁迅. 《呐喊》自序//鲁迅. 鲁迅全集（第1卷）. 北京：人民文学出版社，2005：438.

[23] 鲁迅. 科学史教篇//鲁迅. 鲁迅全集（第1卷）. 北京：人民文学出版社，2005：29-35.

[24] 毛泽东. 整顿党的作风//毛泽东. 毛泽东选集（一卷本）. 人民出版社，1966：785-786.

[25] 毛泽东. 反对党八股//毛泽东. 毛泽东选集（一卷本）. 人民出版社，1966：790.

（北京大学医学人文研究院谢广宽校稿）

执行主编按：从学科建设角度出发的两篇文章，既揆格所知，亦求之以理，为读者打通了医学社会学和社会工作专业的发展脉络，并用历史社会学方法展示了学科发展的新面貌。国内外医学社会学学科发展以及社会工作专业的认识和实践，都为我国未来的学科发展提供了可资借鉴的经验和参考价值。

医学社会学揆格

王红漫

一、引言

1847 年，德国著名的病理学家鲁道夫·魏尔啸（Rudolf Virchow）曾经说过："医学科学就其内在的固有本性来说，乃是一门社会科学，只要这一点还没有在实践中被认识到，我们就不能充分地享有它的益处，就只会是虚假的空壳。" 1848 年，他再一次语出惊人地提出了公式化思想："医学是一门社会科学，政治只不过是在大尺度上的医学。"[1]

从医学的发展来看，生物医学模式在医学领域中占据着主要地位。生物医学模式在几百年的发展中成功地战胜了许多生物性疾病，提高了人类的健康水平，但这并不意味着医学仅仅是一种生物模式。随着社会的发展，人类的疾病谱开始发生了变化，由急性传染病转向了慢性非传染病，这一转变引起了人们的关注和思考，也改变了医学的发展模式。人类对疾病的认识经历了神灵主义医学模式、自然哲学医学模式、机械论医学模式、生物医学模式以及生物—心理—社会医学模式。生物—心理—社会医学模式的产生是由于疾病谱和死因谱的变化引起的，是医学自身发展的必然结果，从根本上讲也是由于生物医学模式内在的缺陷造成的。这种医学模式的转变要求人类（尤其是医生和管理者）的眼光必须从单纯重视医疗对象的生物属性转向社会属性上来，把疾病和健康放在一个更广阔的背景下，从更高的认识水平上进行研究。

二、医学社会学在国外的发展[2-5]

19 世纪中叶，1946 年，卓越的医史学家和医学社会学家亨利·厄内斯特·西格里斯（Henry Ernest Sigerist）明确指出医学的终极目标是社会的，提出："医学的主要目标是保持个体与环境的调适，使之成为一个有用的社会成员，或者当他们因为患病而脱离社会时使之重新调适。在与疾病做斗争中，医生每天应用自然科学的方法，但是为了实现一个社会目标。"

19 世纪末，部分医学家开始注意到社会因素在医学中的重要作用。他们认识到人类的保健行为是一种社会行为，受一定社会和文化的影响。医生、医疗机构、卫生组织的角色行动、规

王红漫，北京大学教授，博士生导师，北京大学医学人文研究院医学社会学与医学人类学教研室主任，健康与社会发展中心主任。

范、价值、信念以及组织结构等都对人类健康的维护有着重要的意义，因此，社会学的理论和方法越来越多地被引入医学研究中。医学社会学在国外的发展经历了三个阶段[6-10]：

1. 医学社会学的出现

"医学社会学"一词最早由美国医学家麦克英泰尔（C. Mclintire）使用，是医学社会学发端的主要标志。1894年他在《医学社会学研究的重要意义》中对"医学社会学"所下的定义是："医学社会学是把医生本身作为特定的社会现象来加以研究的科学，是从总体上研究医疗职业和人类社会关系的科学。"

这一定义虽然不够全面，但是从根本上抓住了医学社会学的社会学性质，使它与医学、社会学区别开来。

1902年，英国医生伊丽莎白·布莱克威尔（Elizabeth Blackwell）出版的《医学社会学》中搜集了一些关于公共健康教育和保健行为、社会工作等方面的论文。

1910年，詹姆斯·P·沃尔巴斯（James P Warbasse）的《医学社会学》出版。该书从社会改革的角度出发，提出了包括卫生教育在内的一系列改革措施，特别强调了健康教育的目的是维护和提高社会健康水平。

1927年，伯纳德·斯特恩（Bernard Stern）出版了《医学发展中的社会因素》，使医学社会学得到了发展。

这一时期医学社会学的雏形已经形成，学者们已经清楚地认识到，医学社会学的目的就是维护和增进健康。此时，医学社会学研究的重点是人类的保健行为和医疗组织。

2. 医学社会学的兴起

医学社会学作为一门学科产生于20世纪40年代的美国。第二次世界大战以后，美国联邦政府拨出大量经费用于医学社会学的研究，医学社会学得以发展，并迅速普及到世界各地。

1949年，联合国教科文组织发起并在挪威成立了国际社会学学会（International Sociological Association，ISA），医学社会学是历届国际社会学大会的重要议题。医学社会学研究委员会是国际社会学学会设立的55个研究委员会之一。

1951年，塔尔科特·帕森斯（Talcott Parsons）发表了《社会系统》，提出了社会结构功能模型，用社会学观点分析了医学的社会功能，提出了"病人角色"概念，为研究医学社会学提供了理论思路。

1978年，第1版威廉·C·科克汉姆（William C Cockerham）的《医学社会学》出版。2009年，中国人民大学出版社出版了该书的第11版中文版，由高永平、杨渤彦翻译。这本书介绍了医学社会学的基本概念和理论，从社会学的视角研究了疾病和医学现象、医疗实践、医疗实践中的人际关系及与医学相关的社会制度等，同时辅以大量生动的事例。这些事例很多都是作为医生的医学社会学家的亲身经历，既有学术著作的严谨性，又有很强的可读性。该书以美国作为主要的研究场所和资料来源，也在一定程度上具有国际和跨文化的学术视野。

3. 医学社会学的初步发展阶段

进入20世纪60—70年代，医学社会学在世界范围内发展：大量的著作和论文问世；从事医学社会学研究的学者日益增多。在美国，从事医学社会学研究的人员数量已达数百；1960年，美国社会学学会成立特别组，专门从事医学社会学的研究，医学社会学刊物《健康的社会行为杂志》创刊；大学纷纷开设了医学社会学课程，据统计，1976年美国已有86所大学开设了医学社会学硕士学位课程；医学社会学传播和实践从最早发起的美国、英国逐步扩大到东欧、日本乃至全世界；1976 年 8 月，美国、法国、荷兰、比利时、丹麦、英国、波兰等国的医学社会学专家在比利时召开了第一次国际会议。由于国际上的交流与合作，对医学社会学的研究越来越深入，也越来越广泛。

4. 医学社会学的快速发展阶段

进入 21 世纪后，人们对医学社会学的热情不断高涨，学科进入快速发展阶段。

对从北京图书馆、北京大学图书馆获得的资料进行统计，2000 年 1 月至 2011 年 12 月间，医学社会学相关文献达到 98 115 篇，并且实证与理论研究并重，涵盖内容不断扩大。欧美是医学社会学研究的主要集中地和人才培养地。专业学术学会日益壮大、活跃，学术会议逐渐增多。2006 年 11 月，欧洲健康与疾病社会学研究网络在英国举办了主题为"欧洲的健康与疾病社会学：未来将如何？"的临时会议。2008 年，国际社会学学会在西班牙举办了第一届国际社会学论坛。期间，健康社会学研究委员会与休闲社会学研究委员会共同举办了主题为"休闲，健康，福祉"的会议。同年，健康社会学研究委员会与加拿大医学社会学学会在蒙特利尔共同举办了双语（英语/法语）临时会议，暨加拿大医学社会学学会成立大会。2010 年，国际社会学学会在瑞典哥德堡召开了第十七届世界社会学大会，健康社会学研究委员会收到了来自 29 个国家的论文并举办了医学社会学专题会议。2014 年，国际社会学学会在日本横滨召开了第 18 届国际社会学大会，主题为"面对一个不平等的世界：全球社会学的挑战"（Facing an Unequal World：Challenges for Global Sociology）。其中，健康社会学研究委员会分会包括"妇女、健康和卫生保健""南半球的健康不平等：挑战和可能""理解'污名'和艾滋病：社会学家的挑战"等 24 个议题。此外，欧洲健康与医学社会学社团、美国社会学学会医学社会学部、英国社会学学会医学社会学组等重要的学术组织也多次举办国际学术会议，推动了医学社会学的快速发展。

另外，值得注意的是，"国际社会学学会医学社会学研究委员会""欧洲医学社会学社团""ESA 医学社会学与卫生政策研究网络"分别更名为"国际社会学学会健康社会学研究委员会""欧洲健康与医学社会学社团"和"健康与疾病社会学研究网络"。这几个重要的国际医学社会学学术组织的更名预示了医学社会学转变的方向。除了在原有的对疾病的分布与年龄、性别、社会阶级、行为类型的关系，以及医患关系、医疗保健服务、社会精神病学、治疗职业的社会学、医院的社会学和公共卫生等方面继续探究外，21 世纪的医学社会学从健康与文化、移民与健康问题、休闲与健康、旅游医学、互联网与健康交流等新的方面进行了探索。对医学社会学的研究越来越重视健康，而非仅限于医学本身，体现了医学社会学的学术思想上的变化，即该学科研究理念、研究方向和研究内容的拓展。关于国外 21 世纪医学社会学学术思想争鸣将在另文详述。

三、医学社会学在我国的兴起*

医学社会学作为一门学科在中国大陆和台湾地区的兴起始于 20 世纪 70 年代末 80 年代初。

1. 医学社会学在中国台湾地区的兴起

20 世纪 70 年代后，一些留学国外的年轻社会学家回到台湾，大大促进了台湾地区的社会学发展，医学社会学在此基础上萌芽。目前，台湾大多数院校的社会学系都开设了医学社会学课

---

*本部分集文献荟萃、笔者的亲身经历及对台湾大学医学院、阳明大学、高雄大学、中国医药大学生和长庚大学的交流与考察。

程，在六所医学院校中也开设了医学社会学的选修课。近些年，有关医疗保健社会文化方面的学术论文数量迅速增加，相关专著和教材也不断出现，如《医学社会学的领域》和《医学社会学》等。但遗憾的是，台湾目前还没有专门的医学社会学刊物，有关文章常刊载于《当代医学》和《台湾医界》等医学杂志以及一些社会学杂志中。

2. 医学社会学在中国大陆的兴起

（1）中国大陆于20世纪80年代开始进行医学社会学的研究。1981年12月7日，在江苏省南京市召开了首届全国医学辩证法学术讨论会。阮芳赋发表了《医学社会学的对象、内容和意义》；在该次会议上，成立了医学社会学研究组，并随后出版了《医学社会学研究通讯》。[11]

1982年5月，在中国社会学会首届年会上，医学社会学研究组为中国社会学学会接纳。3个月后，在黑龙江省镜泊湖召开了医学社会学近期工作规划会议。次年8月，在哈尔滨市举办了全国首届医学社会学讲习班，应邀授课的有中国著名社会学家费孝通、王康，美国华裔社会学家林南、蔡文辉、蔡勇美，以及国内的刘宗秀、陶乃煌、阮芳赋、徐维廉等学者。各地的医学院校、医学科研单位和卫生机构的90多人参加了学习，培养了第一批医学社会学教学与研究工作者。

1984年8月，在河北省北戴河召开了首次医学社会学学术讨论会。美国德州理工大学社会学系主任恰范特教授、蔡勇美副教授应邀分别做了对药物滥用、差异行为医学化、医生与病人的关系、城市社会学与医学社会学的关系等问题的学术演讲。

1985年6月4日，在哈尔滨市举办了现代医学管理学讲习班，课程中的很大部分与医学社会学有关。美国社会学家林南教授做了《医院作为社会组织及美国现代医疗保健机构的新发展》的报告，我国学者阮芳赋对医学社会学与社会医学的区别及医学与社会的关系进行了分析。

在教学方面，随着中国卫生教育事业的发展，全国陆续建立了一批卫生管理干部培训中心或专业，也相应开设了医学社会学课程。许多学校在医疗系、护理系等开设了医学社会学的选修课。《中国医院管理》杂志自1983年7月起连载了"医学社会学概论"十九讲，作为刊授大学教材，这是我国第一部医学社会学讲义。

在研究工作方面，北京、黑龙江、江苏、山西、陕西等地相继建立了医学社会学研究会，定期召开学术讨论会，开展专题研究，出版论文集，还定期出版《医学社会学通讯》交流学术信息。

在学术期刊和书籍方面，《医学与哲学》杂志、《中国医院管理》（开设有专栏）、《中国社会医学》《国外医学·社会医学分册》等杂志刊载了大批医学社会学的论文和译文。1984—1986年出版的专著有蓝采风等著的《医疗社会学》，《中国医院管理》杂志社出版的《医学社会学概论》论文集，以及蔡建章主编的《医学社会学》教材等。

（2）自1986年后，医学社会学的发展进入了新的阶段，学术研究重点为以下五大方面：①开始注重对商品经济条件下医患关系的研究，强调病人的经济和法律权利及对慢性病病人心理行为和社会态度的研究。②注重对吸毒者、性病病人、老年人、军人等特殊社会群体医疗保健社会问题的研究。③对卫生及医院文化的研究。④对医疗保健组织和制度的研究。⑤对健康概念的研究等。

1986年8月，社会学学者刘宗秀出席了第二届亚洲地区健康与医学社会学研讨会，并在会议上宣读了《中国沿海十个开放城市卫生工作改革的社会学研究》论文。这是中国大陆学者首次参加国际性的医学社会学会议。

此阶段出版的书籍有：1987年我国学者刘宗秀与美国专家恰范特合著的《医学社会学》，1989年郭继志、李恩昌等人主编的《现代医学社会学》，1991年张一鸣主编的《社会医学与医学社会学》，1992 年孙牧虹等编译的美国 F. D. 沃林斯基所著的《健康社会学》，1993 年周浩礼等主编的《医学社会学》。[12]

（3）医学社会学主要局限于医学院校的优先教学活动之中，医学社会学研究阵营出现分化，表现为：一是全国医学院校普遍开设了"社会医学"的课程，由具有医学训练背景的教师授课；二是医学社会学演变为"社会医学的相关学科"，医学社会学成为社会医学的知识基础；三是医学社会学研究基本停滞不前，社会学家基本"退出"了医学社会学研究领域，由社会学家主持、从事和"社会学味道十足"的医学社会学研究不多。21 世纪初的一场"非典"使人们不约而同地聚焦于医学社会化和社会健康化的现实状况，国人对环境保护、疾病预防、亚健康和健康有了更深刻的理解，这种宏观环境为社会学家积极介入医药卫生体制改革，为医学社会学再度活跃提供了基础。

（4）2005 年，在安徽省合肥市召开的中国社会学常务理事会通过了《筹建医学社会学专业委员会的决议》。2006 年，在山西省太原市召开的中国社会学年会上首次设置了公共卫生与医学社会学的分论坛，标志着医学社会学学科建设独立性、学科化、专业化和制度化的开端。

2010 年 6 月，在黄山教育部社科司召开了全国医学院校繁荣发展哲学和社会科学高层论坛。2011 年 9 月，在广西召开的第二次会议中，与会代表提出重新组建全国医学社会学学会。

目前，医学社会学的教材、师资队伍等方面的建设都在积极进行中：2007 年，北京大学医学部组建了医学社会学与医学人类学教研室；2003—2014 年，北京大学学者出版了四本医学社会学著作——《大国卫生之难》《大国卫生之论》《医学社会学读本：全球健康国际卫生攻略》《个性化健康管理：人类"第三大计划"中国进行时》；开设了《国际卫生与卫生国情概论》《高级医学社会学引论》《高级医学社会学》《社会学理论》和《社会研究方法》等课程；从 2011 年开始招收该领域硕士和博士研究生，进行社会学理论与实证研究，包括医学社会学与文化研究、健康和疾病的社会特征、卫生服务提供者和利用者的社会行为、卫生组织和机构的社会功能、高等医学教育社会学理论与实证研究、全球卫生治理以及卫生外交等方向的研究。

此外，《医学与哲学》《中国医院管理》《中国社会医学》《山东医科大学学报》（社科版）和《医学与社会》等杂志都有专栏刊登医学社会学方面的文章。

是否拥有专职教师、专业学会和专业期刊是判断一个学科是否成熟的标志。从世界范围看，许多大学都开设了医学社会学课程，并且拥有《健康的社会行为杂志》等医学社会学专刊，医学社会学研究委员会也已经是国际社会学学会设立的 37 个研究委员会之一，医学社会学已经成为一门比较成熟的学科。在中国大陆，一些高校成立了医学社会学教研室，拥有专门从事医学社会学教学与科研的专业人员，也不乏诸如《中国医学社会学》之类的专业期刊，而且医学社会学专业委员会亦在重新筹建之中，中国大陆的医学社会学正逐渐走向成熟。

四、医学社会学与社会医学揆格

医学与社会学的交叉形成了医学社会学与社会医学。1957 年，雪伦·施特劳斯（Sharon E. Straus）在《美国社会学评论》（American Sociological Review）上发表的《医学社会学的性质和状态》一文中提出了一个至今仍被广泛引用并影响医学社会学发展的著名论断：把医学社会学划分为"医学中的社会学"和"医学的社会学"两大领域。

1. 社会医学，即医学中的社会学（sociology in medicine）

社会医学是从医学的角度，研究与某种特定的健康障碍有关的社会因素，试图直接应用于病人的医疗或者直接解决公共卫生方面的问题。它直接与医生以及其他医疗保健人员合作，所要进行的工作包括：分析健康障碍的病因学；分析年龄、性别、社会经济状态、种族和部族、教育水平和职业等社会因素对健康状态影响的差别；分析某种特定的健康障碍产生与流行的关系，等等。其目的在于帮助医疗保健人员处理健康问题。因此，社会医学的特点是将社会学应用于医学领域的研究和分析，主要是解决医学问题，而不是解决社会学问题。

2. 医学社会学，即医学的社会学（sociology of medicine）

医学社会学是从社会学的角度探讨医学领域中的社会活动和社会过程，以及对这些社会活动和社会过程的研究，帮助人们了解医学与社会，特别是帮助人们了解一般的社会生活。希尔·多森（Hill Dawson）在《现代社会学辞典》中提到：医学社会学乃是社会学的一个领域，它主要研究人类疾病的社会文化方面的有关课题。其内容与范围包括：①研究人们对疾病的态度。②研究人类疾病的分布情形。③研究人类疾病与社会组织间的关系。④研究医院组织结构的情形。⑤研究医疗费用与社会计划的关系。⑥研究医院中的各种社会角色，包括身为病人以及直接或间接地处理疾病的有关的工作人员如医师、护士等角色。[13]

中美学者联合所著的《医学社会学》认为：医学社会学就要研究医生、护士、病人这些角色的权利、义务和行为，社会对他们的期望，以及他们相互之间的关系等。[14]

美国学者弗雷淳克·D·沃林斯基（Fredric D Wcinsky）认为：医学社会学最常见的 12 个研究领域是：社会流行病学，对健康和疾病的社会文化反应；医生与病人的关系；医院的社会学；医疗机构的组织结构；社会对社会保健的利用；医学教育的社会学；卫生行业社会学；美国社会的医学化；紧张和应对行为的社会学；社会精神病学；社会政策和卫生保健。[15]

可以说，社会医学与社会学中其他所有的研究领域有着同样的目标和理论，只是侧重点不同。它主要处理诸如医学实践中的组织、角色关系、规范、价值观念以及信念等人类行为的因素。

简而言之，社会医学是属于医学性质的，属于自然科学的范畴，而最终发展成为社会医学；医学社会学则是属于社会学性质的，属于社会科学的范畴，最终成为狭义的医学社会学。

当然，社会医学和医学社会学是难以完全分开的，在内容上有着部分重叠，在理论与方法上有着密切的关系。

五、结语

随着社会的发展，人类一方面"可上九天揽月，可下五洋捉鳖"，另一方面却又是"绿水青山枉自多，华佗无奈小虫何"。现代文明给人类带来福祉，也使人类遇到了前所未有的挑战。[16] 在人类健康问题上，除了生物的原因外，社会因素与环境因素一方面能引起人类的疾病和失能，另一方面又可以维护预防和促进人类的健康。像糖尿病、原发性高血压、肿瘤、艾滋病、军团菌病等现代文明病多是由于不健康的生活方式和高危行为所引起的。医学自身产生了进行社会层面研究的需求，从社会的角度去探讨医学问题对人类的健康和社会发展至关重要。

1946 年 6 月 19—22 日在纽约国际卫生大会（International Health Conference）通过的世界卫生组织（World Health Orgnization，WHO）宪章（该宪章于 1948 年 4 月 7 日起施行）提到："健康乃是一种在生理、心理和社会上的完满状态，而不仅仅是没有疾病和虚弱的状态（Health is a state of complete physical, mental and social well – being and not merely the absence of disease or infirmity.)",[17]从社会学的角度去看待医学问题和健康问题之所以重要，是因为健康是社会发展的资源，也是社会发展的目的。有鉴于此，1989 年 WHO 深化了健康的概念，认为健康包括躯体健康（physical health）、心理健康（psychological health）、社会健康（social health）、社会适应良好（good social adaptation）和道德健康（moral health）。[8]

促进人类认识社会发展与疾病和健康的关系，解决和处理好健康与社会发展的关系是医学社会学研究的主题。恩格斯曾经说过："许多人协作、许多力量融合为一个总的力量，就造成了一个'新的力量'，这种力量和它的一个一个力量的总和有本质的差别。"[18]（恩格斯《反杜林论》）。医学社会学正是这样一门融合各种力量，并创造出"新力量"的跨学科的综合性学科。该学科以政治学、经济学、法律学、管理学等多门学科的知识为基础。作为一名优秀的医学社会学学者，必须是复合型人才，需要具备历史的眼光、文学的修养，运用科学的方法和哲学的理念，在对现有知识状态、局限和含义尽可能全面理解的基础上，努力为该领域的研究提供实证和论证，从而使研究结果不仅反映当前的形势，而且通过跨学科、多学科的分析与研究，创造出更具有建设性的解决方案来转变形势，为健康与社会发展提供学术和思想的源泉，使人类真正享有医学的益处，促进人类的生活质量更好，生存环境更美。

健康与社会发展是人类追求的永恒主题。本文是尚未成韵的前奏，美丽的华章处于突破认识的盲点以及拓展思考的空间之中，处于超越疾病苦难的理论与实践中。穿越时空，借百余年前魏尔啸之语"医学是一门社会科学，政治只不过是在大尺度上的医学。"结束本文——他所表述的即是千余年前《国语·晋语》所描述的"大医医国"。谨以本文献给未来的医学家、政治家以及关心全球健康与社会发展的有识之士。

参考文献

[1] 威廉·科克汉姆. 医学社会学第 7 版. 杨辉，张拓红译. 北京：华夏出版社，2000：225 - 226.

[2] 赵邦，覃安宁. 人文医学. 广西：人民出版社，2011：122 - 127.

[3] 李恩昌. 社会医学与医学社会学简介. 陕西中医学院学报，1983，2：50 - 51.

[4] 冯显威. 医学社会学的演变与健康社会学的现状和发展前景. 医学与社会，2010，23 (7)：7 - 8.

[5] 阮芳赋. 医学社会学的对象、内容和意义. 医学与哲学，1982，4：10 - 11.

[6] 美国社会学协会网站. A Special Invitation to Join the Medical Sociology Section. [2011 - 09 - 26]. http：// dept. kent. edu/ sociology/asamedsoc/.

[7] 国际社会学协会网站. Research Committee on Sociology of Health RC15. [2010 - 03 - 16]. http：//www. isa-sociology. org/rc15. htm.

[8] 欧洲社会学协会网站. ESA Research Networks. [2012 - 01 - 01]. http：//www. valt. helsinki. fi/esa/medsoc. htm.

[9] 欧洲健康与医学社会学社团网站. Home page. [2012 - 01 - 23]. http：//www. eshms. eu/.

[10] 英国社会学协会医学社会学组网站. Medical Sociology (MedSoc) Study Group. [2012 - 4 - 29]. http：// www. britsoc. co. uk/medical-sociology. aspx.

[11] 徐焕云. 医学社会学在中国的兴起和发展. 中国社会医学，1985，2：91 - 92.

[12] 医药卫生报网站. 医学社会学. [2011 - 08 - 17]. http：//www. yywsb. com/list_ sub. asp? id＝506884.

[13] 王萍. 医学社会学发展述评. 同济医科大学学报（社会科学版），1990，1：73 - 74.

[14] 郭永松. 医学社会学的研究对象、内容和基本观点. 医学与社会，2000，13 (2)：27 - 29.

[15] 吕柯. 关于医学社会学的若干思考. 国外医学（社会医学分册），2003，20 (2)：49 - 52.

[16] 王红漫. 医学社会学读本——全球健康国际卫生攻略. 北京：北京大学医学出版社，2010：1.

[17] 世界卫生组织网站. Home page [EB/OL]. [2014 - 5 - 20] http：//www. who. int/en/.

[18] 中共中央马克思恩格斯列宁斯大林著作编译局. 马克思恩格斯选集. 第 3 卷. 北京：人民出版社，1995 年：469.

美国、英国和中国社会工作专业的新趋势

王红漫

一、何谓社会工作专业

2001 年 6 月 27 日，国际社会工作者联盟（International Federation of Social Workers, IFSW）与国际社会工作学院联盟（International Association of Schools of Social Works, IASSW）在哥本哈根共同召开会议，联合议定和发布了最新版本的社会工作国际通用定义。[1]社会工作专业倡导社会变革，促进有关人类关系的问题解决，并推动人们的增权和解放以增进人类的福祉。通过运用关于人类行为和社会系统的理论，社会工作介入人与环境的相互作用。人权和社会正义的原则是社会工作的基础。[2]

社会工作通过多种形式关注人与环境之间多重并且复杂的相互作用。它的主要宗旨是让所有人得以充分发展他们的全部潜能，使生命丰富而充实，并防止功能失调的发生。专业社会工作注重的是问题解决和改变，因此，社会工作者是社会中以及他们所服务的个人、家庭和社区生活中的变革的作用者。社会工作是一个价值观、理论与实务相互关联的系统。[2]

二、社会工作专业在美国[3]

1. 学科发展

在 20 世纪初，美国在大学里设置了社会工作专业。1898 年由美国纽约慈善组织学会建立的纽约慈善学校被认为是世界上最早建立的社会工作专门学校，它是美国哥伦比亚大学社会工作学院的前身。其硕士课程于 1919 年被美国社会工作教育审议会认可。

社会工作专业主要培养和训练帮助人们解决心理、行为和社会关系等方面问题的专门人才。社会工作在美国属于职业教育（professional education），一般属于独立的社会工作学院，与商学院、法学院、医学院和工程学院并列为职业学院，与学术的文理学院（Arts and Sciences）相区分，也就意味着与行业结合更为紧密以及更为注重实务。研究的领域主要包括儿童社会工作、青少年社会工作、老年社会工作、妇女社会工作、家庭社会工作、学校社会工作、医疗社会工作、工业社会工作及矫治社会工作等。

2. 基本课程

通过网络检索以及对美国印第安纳大学社会工作专业师生进行的一项调查问卷结果显示*，

王红漫，博士生导师，北京大学医学人文研究院，研究方向：健康与社会发展理论与实证研究。

* 来自于 2010—2011 年对北京大学医学人文研究院与美国印第安纳大学暑期"中美主要卫生保健问题跨文化比较"交流班师生进行的社会工作专业问卷调查。

美国社会工作专业的主要课程至少有以下八门：人类行为与社会环境（Human Behavior and the Social Environment）、社会工作和社会福利的历史与哲学（History and Philosophy of Social Work and Social Welfare）、社会研究方法（Social Research Methods）、政策（Policy）、伦理学（Ethnics）、临床实践（Clinical Practice）、社会实践（Social Practice）以及专项实践（Special Practice）。

3. 学科特色

通过临床和社区两方面（包括个人、家庭、团体、组织和社区）的实践，学生感性地了解社会工作和所需的技能，并培养了应对不同文化、种族、信仰等不同情况的对象的能力，从而深入地了解社会工作的价值观和伦理。

在实践的同时融入课堂内容和讨论。社会工作专业是结合实践和理论的职业教育，由课堂和课堂外的实习共同完成对社会工作者的培养。它非常看重社会实践，每个学校都给学生提供了近百种的实习机构供他们选择。

4. 学科专刊

有《社会工作》（*Social Work*）、《儿童与学校》（*Children & School*）、《健康与社会工作》（*Health & Social Work*）、《社会工作研究》（*Social Work Research*）、《社会工作概述》（*Social Work Abstract*）。

5. 就业

美国联邦政府根据社会工作者具体工作领域的不同，将之划分为四大类：第一类是儿童、家庭和学校社工；第二类是精神健康和药物戒除社工；第三类是医疗及公共卫生社工；第四类是其他社工，包括政府雇员、高校教师和研究人员等。截至2008年底，美国社会工作人员分布如图1所示：

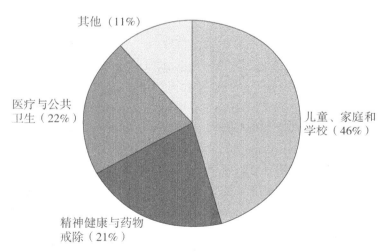

图1 2008年美国社会工作者四大领域工作人员分布情况
（资料来源：美国劳动部网站，2009）

据美国联邦政府的统计，截至2008年初，美国社会工作者的总人数已达64.2万人，比2005年底的56.2万增长了近8万人。

据美国劳动部就业办估测，预计从2008到2018年的10年间，社会工作者的就业人数较

2008 年将增长 16%，将高于美国所有职业的平均就业率，具体数据见表 1。

表 1　2018 年预计社会工作者就业人数及增长率

职业名称	2008 年就业人数	2018 年预计就业人数	增长人数	增长率（%）
儿童、家庭和学校社工	292 600	328 700	36 100	12
医疗及公共卫生社工	138 700	169 800	31 100	22
精神健康与药物戒除社工	137 300	164 100	26 800	20
其他类社工	73 400	82 800	9 400	13
合计	642 000	745 400	103 400	16

（资料来源：美国劳动部网站，2009）

但也必须指出美国社会工作及社会工作专业发展中所面临的严峻挑战：与其他职业相比，社会工作者的薪酬较低。笔者于 2010—2011 年对美国印第安纳大学社会工作专业师生开展了一项调查问卷，结果显示：在美国，社会工作专业学生毕业后第一年的薪酬约为 3.72 万美元，与期望薪酬 5.31 万美元有一定差距。有些地方由于社会工作者的严重短缺导致了工作量大幅度增加，工作压力不断增大。

三、社会工作专业在英国

1. 学科发展

第一阶段：19 世纪末至 1970 年为慈善训练阶段。作为社会工作教育的发源地，早在 1893 年，英格兰就由济贫院和慈善组织会社合作开设了为期两年的"慈善训练"。该训练是社会工作专业教育的雏形，开创了社会工作人才培养的先河。

第二阶段：1970—1995 年为初步职业化阶段。英国社会工作资格教育体系的形成与发展以 1970 年"社会工作教育训练中央委员会"（Central Council for Education and Training of Social Workers，CCETSW）主管英国社会工作教育为起点，表现为专业教育与职业资格发生日益紧密的联系即社会工作教育日益职业化的过程。这一阶段以社会服务证书（Certificate of Social Service，CSS）和社会工作资格证书（Certificate of Qualification in Social Work，CQSW）的颁行为标志。实务导向的社会工作人才培养与专业设置开始与社会工作职业资格相联系，英国社会工作资格教育体系初步形成。

第三阶段：1995 年至今为高度职业化阶段。这一阶段以社会工作文凭（Diploma in Social Work，Dip SW）取代社会服务证书和社会工作资格证书为标志，实务导向的社会工作专业教育与职业资格培训融为一体，英国社会工作资格教育体系进一步发展与完善。与职业资格培训融和后的社会工作资格教育实质上转变为职业教育，学生从大学毕业就意味着获得了社会工作的相关职业资格，可以直接进入职业岗位。同时，也意味着所有的社会工作从业人员都必须持有职业资格证书，即必须经过大学社会工作专业训练才具备从业资格。[4]

2. 基本课程*

（1）课程：一般涉及三大类课程。①理论类：本科和硕士两个培养层次均开设社会工作者法律、人的成长与发展、社会政策与社会结构等基础理论课程。硕士层次开设了社会工作理论、方法及价值观、社会工作的社会政策和法律原则等较高层次的理论课程。②方法类：有调查方法、社会福利组织评估、社会与社区工作中的方法和技术、儿童及其家庭的社会工作。在上述方法课程的基础上，硕士培养层次增设了儿童关怀与发展、精神健康与疾病、老年人社会工作等课程。③技能类：包括价值观与反不公正实践、案例摘要及进入实践的途径等。

（2）实习：作为实务导向的社会工作资格教育，实习在教育环节中占有极其重要的份额。各层次的实习时间均规定为 130 天，在 2 年内完成。其分配方式为：第一年 50 天，第二年 80 天。

实习计划由社会工作机构、学生、实习教师（practical teacher）和个人导师（personal tutor）合作设计并实施。实习督导由实习教师和个人导师共同担任，二者有明确的分工。其中，实习教师负责理论指导，个人导师进行具体工作指导。每次实习结束，由社会工作机构、案主、实习教师和个人导师分别给出成绩和评语，并在此基础上形成综合成绩。

3. 学科特色*

英国现阶段的社会工作教育中存在着研究导向的人才培养体系与实务导向的资格教育体系并行不悖的二元结构。研究导向的人才培养体系作为英国社会工作教育体系中的较高层次，涵盖了硕士和博士两个培养环节，其目的在于塑造社会工作相关领域的学术研究型人才，为社会工作的发展提供理论支持与智力源泉。实务导向的社会工作资格教育作为系统化、规范化的教育体系，严格遵循由职业准则、伦理准则和教学准则有机结合而成的标准体系。该体系由政府、行业协会和高校三方共同建构而成。政府构建职业准则，行业协会构建伦理准则，高校构建教学准则。

4. 学科专刊

包括《英国社会工作期刊》（*British Journal of Social Work*）、《实践：行动中的社会工作》（*Practice：Social Work in Action*）。

5. 就业

在英国 2.5 万人的社会工作者中，有很大比例（超过 90%）的人员在地方政府的公共服务部门工作，其余的绝大部分被志愿者组织所聘用，只有极少数人从事私营社会工作。社会服务部门是英国地方政府系统中的一部分，由中央政府和地方税收共同支持建立。他们提供了范围很广的服务和物质，包括住房、教育、休闲服务、图书服务以及个人社会服务。虽然出于地方当局政治领袖的原因，可能在不同的地方有重大差异，但绝大多数由这些部门提供的服务仍然受到中央政府的法律调控，因此，在公共机构中的社会工作实践存在着相当程度的一致。英国社会工作人才队伍建设模式的典型特征是研究导向的人才培养体系与实务向导的资格教育体系并行的二元结构。[5-7]

四、社会工作专业在中国香港

1. 学科发展

在香港，最早开设社会学工作专业的是香港大学。20 世纪 50 年代，香港大学创办了社会工作学院，以提供研究生水平的专业社会工作者。经过 10 年的发展，到 1960 年，香港大学开始提

---

*　此部分内容基于李迎生、张超雄等（2007）的一篇论文。

供专业人才以满足社会的紧急需求。到了 20 世纪 70 年代，学科课程和研究领域得到了进一步的巩固。学校立志于提供专业的服务，如青年人和家庭的咨询。1980—1990 年，学院扩大学科项目，为社会广泛提供先进的社会工作实践者培训。从 20 世纪 90 年代至今，相关学科迅速发展，并提供高质量的社会工作培训项目以满足新世纪的挑战。

香港理工大学的应用社会科学系（Department of Applied Social Sciences）的前身为 1973 年建立的社会工作培训机构（Institution of Social Work Trainning，ISWT），于 1977 年加入香港理工学校，并成立社会工作学院，2000 年改名为应用社会科学学院。

此外，香港浸会大学也有社会工作专业的系。

2. 基本课程：[8]

（1）社会科学入门：包括社会学、心理学、经济学及统计学等，目的是使学生了解各学科的基本理论架构，从不同的角度去了解人与社会的现象，开阔学生的视野。

（2）对社会工作实务环境的理解：包括社会福利政策、社会行政、香港社会福利有关的法律等，使社工人员认识一些直接或间接影响其工作的主要因素，更深入地了解日常工作的困境或发现新的机会。

（3）社会工作实践的知识：包括社会工作专业"实践的理论"。除了介绍社会工作实践过程的理论外，还使学生认识社会工作专业的三个基本实践模式：个案辅导、小组工作和社区工作模式。这是社会工作训练的核心课程。学士学位课程一般都以训练通才社工人员为目的。

（4）社会工作实践的技巧：这是与通才教育相结合、与社会工作实践知识紧密联系在一起的课程，有技巧实验室、各种工作坊以及实地实习的训练。特别需要提及的是，在香港，要取得社工人员的注册证书，必须要有不少于 800 小时的有专业督导的社会工作实务训练。

（5）社会工作研究的知识与技巧：使社工人员对自己的工作抱着一种开放的态度，以科研的精神，有系统地去寻找答案，发现新的理念和观点，来开拓服务及专业知识的新领域。

（6）培养社会工作专业的态度：这是专业社会工作的必修课。课程往往是通过个人或小组辅导去进行，使学生对自己的学习过程、学习态度或日常工作进行反思，有所改进，从而发展专业的态度。

（7）培养整合理论与实践的能力：这是社会工作训练课程的重点课。有的是把训练放在实习课程或选修课内；有的则另设整合课，专门培养这方面的能力。

3. 学科特色

香港社会工作课程设置的一个重要理念是经验学习理论。关于训练社会工作课程的模式，大致的学习过程是从实践到理论，再回到实践中去。[8]

本科阶段包括 900 小时的课堂学习和 800 小时的实习，以及 200 小时的技能实验。丰富的课堂教学、强大的社会实践训练与专业的实验教学三位相结合，从而夯实理论，发展能力。

4. 就业情况

香港社会工作的内容是比较全面的。它涉及社会生活的各个领域和各个方面。香港社工人员数量多，素质较高。香港总人口约有 580 万。社工人员就有 8120 人，占总人口的 1.4%，在社会工作开展得比较早又比较发达的西欧、北欧以及北美诸国中，西德为 1.3%，瑞典为 1.8%，美国为 1.5%。显然，香港与这些国家相比是不相上下的。在 5000 名社工人员中有 3000 名为社工专业本科或专科毕业生，另 2000 名也是具有中学（相当于高中）学历，并接受了 3 个月以上职业培训的社会福利员。

香港社工人员被香港政府雇佣，他们享有与香港公务员和英国文官同等的待遇。在香港，社会工作有一套完整的等级制度，大致分为8个等级（层次），即社会福利员、高级社会福利员、社会工作助理、高级社会工作助理、助理社会工作主任、社会工作主任、总社会工作主任及首席社会工作主任。其中首席社会工作主任、总社会工作主任、社会工作主任为高级职务，助理社会主任、高级社会助理为中级职务，社会工作助理、高级社会福利员、社会福利员为低级职务。广义的社工人员包括这8个层次的所有人员，但从严格意义上讲，香港的社工人员只是指具有社工文凭的社会工作助理以上的人员。他们十分重视社工人员的学历，只有获得社会工作学士学位的人才有资格当社会工作主任。社会福利员工作一段时间后，经过培训，如表现好，可晋升为高级社会福利员。但高级社会福利员却不允许晋升为社会工作助理，除非他们获得社工文凭。所以香港的社工人员的专业素质都比较高，并且热爱社工事业。[9]

五、社会工作专业在中国大陆

1. 学科发展

从1988年北京大学开设社会工作专业以来，至今国内共有253家高校开设了社会工作本科专业，58家高校开设社会工作专业硕士专业，在校社会工作本科生、研究生约有4万人，每年毕业生有1万～1.2万人。

北京大学素有优良的社会学传统，也是我国开设社会学课程最早的高等学校之一。1979年社会学在中国恢复后，著名的社会学家费孝通教授和雷洁琼教授为筹建社会学系付出了积极的努力。北京大学社会学专业于1980年筹建，次年开始招收社会学专业本科生。北京大学社会学系于1982年4月9日正式恢复重建，从1983年起开始招收社会学专业本科生，从1985年起招收社会学专业博士研究生。1987年在民政部的大力支持下，开始设立社会工作与管理专业，现设有社会工作专业硕士学位。

2. 基本课程

主干课程：社会学概论、社会工作概论、社会统计学、社会调查研究方法、个案工作、小组工作、社区工作、社会行政、社会工作实务、人类行为与环境以及社会心理学。

其他课程：政治经济学、西方经济学、社会保障概论、中国社会思想史、社会保险与社会福利、心理咨询、犯罪心理学、组织社会学、青少年社会工作、老年社会工作、妇女社会工作、学校社会工作、残障社会工作、家庭社会学以及社会问题概论等。

3. 学科专刊

有《中国社会工作》（中国社会报社）、《社会工作》（江西省民政厅）、《社会工作（学术版）》（江西省民政厅）、《社会工作通讯》（《社会工作通讯》月刊社）、《当代社会工作学刊》（《当代社会工作学刊》编辑委员会）、《中国社会导刊》（《中国社会报社》及中国社会新闻出版总社）、《中国社会工作发展报告》（中国社会工作协会）、《社会工作研究》（中国民政理论和社会福利研究会、中国社会工作者协会）等。

4. 就业情况

就业去向为民政、妇联、慈善机构、社会团体机构、社区服务机构以及街道办事处等。

目前全国有200多所高校开设了社会工作专业，每年培养的社工人才有1万～1.2万人。尽管从社会需求来说，这些人远远不够用，但实际上仅有10％～30％的学生选择了相应的社会工作职业，其他相当一部分则进了机关、企业等单位从事"不对口"的工作。不少社工专业的学生觉得自己的就业前景"太不乐观"了。造成这种"不乐观"的主要原因在于我们的专业化走在了职业化的前面。

社工人员相当于政府的雇员。目前，这一新兴专业成为一门受到社会"冷淡"的职业。2011年1月，北京市委社会工委书记宋贵伦表示，北京市理想的社工人员规模应在3.8万人，但目前全市社工人员只有2.8万，缺口达万余人。社工人才缺口大的地区不止北京一个，全国其他地区也面临同样的难题。

除了"缺口大"，"留不住"社工人才的问题也同样非常严重。据广州媒体报道，在目前社会工作事业最为发达的广东省，从业5年以上的社工人员只占1%，92.8%的社工人员工作年限都在3年以下，每年大概有占总数1/4的社工人才流失。[10]而且，社会工作事业发展迅速的深圳也同样存在社工人员流失问题。深圳社会工作协会报告显示，深圳社工人员流失率正在逐年攀升，从2008年的8.2%上升到2012年的18.1%。[11]笔者对一位中华女子学院社会工作专业2011年本科毕业生进行了电话访谈。该生是这样介绍本届毕业生情况的："班里有四十多人，有十来个考上了社会工作国内的研究生，四个出国的也都选择了社会工作相关专业，只有寥寥几人考上了村官和社区工作者，其余的打算重新考研或者去其他非对口单位。岗位少、薪酬低是最主要的原因。"造成社会工作人才流失的原因主要是社会环境因素。有媒体调查表示，70.1%的人认为，社会工作岗位留不住人是因为人们对其不认同，社工人员的社会地位低。[12]王晔捷采访了内地社工工作，认为眼下的关键问题就在于让人"没什么盼头"。这也正是为什么拥有两三年工作经验的社工人才流失率较高的主要原因。[13]

在中国大陆，薪酬情况也不容乐观。笔者对北京大学-美国印第安纳大学社会工作专业暑期交流班开展的一项问卷调查显示，中国社会工作学生反映，在北京，本科毕业后的薪酬为每年24 000~36 000元，该工资远远低于2010年北京职工平均工资50 415元。[14]目前社会工作的薪资还没有统一的标准体系。除了每年民政部以公务员等形式招聘的一部分毕业生可以达到旱涝保收之外，其他职位，如福利院或街道办的社工人员，其待遇与普通护理工作人员差不多，而且，由于人事编制问题，他们的户口、住房等都很难得到解决。

六、结论和启示

综上所述，在中国大陆，社会工作学是一门正在建立的新学科，其与英国、美国以及中国香港的差别可大致归纳如下：①不独立：在美国，许多社会工作专业具有单独的学院，而国内的社会工作大多附属于社会学系或人文学院。②专业性不足：我国正处于社会转型期，人民群众对社会工作人员的需求度日益增高，迫切需要开创新型社会治理模式。而创新社会治理体制要求发展社会工作，推进基层社区治理，因此，需要大量的专业社会工作人才。虽然近些年来，许多高校新设立了社会工作专业，但多为本科专业。相较于英国、美国等西方国家，社会工作专业的研究生、博士生数量不足。目前，全国共有58所高校开设了社会工作专业硕士专业，在校社会工作本科生和研究生约有4万人，每年毕业生为1万~1.2万人。根据我国《国家中长期人才发展规划纲要（2010—2020）》，到2015年，社会工作人才总量将达到200万人。[15]到2020年，社会工作人才总量将达到300万人。而2015年民政部社会工作司发布的数据显示，我国目前仅有40万专业社会工作人才，[16]远远难以满足我国社会发展的需要。目前高校的培养能力也远远不能满足这一要求。③实践少：北京大学健康与社会发展研究中心对北京大学-美国印第安纳大学联合举办的中美暑期班所有社会工作专业同学做了问卷调查及电话访谈。结果显示我国大陆社会工作专业的社会实践时间为（以北京地区为例）：北京工业大学社会工作专业本科为 400 小时，中华女子学院社会工作专业本科为 500 小时，北京大学社会工作专业硕士为 800 小时，总体略低于香港大学社会工作专业本科的 800 小时，[17] 以及英国社会工作专业本科阶段的 130 天。[18,19] 而在国内，先开展课程，后开展实践。无论是实践时间、次数和实践内容都与发达国家有一定的差距。

对美国、英国、中国（包括中国香港特别行政区）社会工作的人才培养的反思和检讨，对社会工作的认识和实践，无疑给我们未来的学科建设提供了值得研究与参考的宝贵资源与经验。

全球正处在一个政治、经济、文化和教育快速转型和变化的历史时期，社会工作的学科建设和人才培养面临新的挑战和机遇。面对全球社会工作的人才培养世纪性的挑战，中国社会工作的人才培养肩负着艰巨的现实和历史责任。随着现代大学教育历史使命的回归，需要从社会发展和人类教育的本质出发，同时兼顾历史的延续性与现实性。这个方面的工作仍需要大量的研究阐述和创新实践。

中国香港特别行政区由于与内地具有共同的文化根基和地缘认同，以及在政治、经济、文化、商贸、科技、能源等方面的合作与联系，应在社会工作的人才培养领域建立更多的交流与合作的桥梁，而中国大陆在研究和关注西方先进国家社会工作人才培养的同时，有必要对香港特别行政区社会学工作的动向和经验予以足够的关注和借鉴。

致谢：感谢所有被调查者的支持。于舒洋、王晓蕊、张敏怡完成了 2010—2011 年对北京大学-美国印第安纳大学暑期"中美主要卫生保健问题跨文化比较"交流班师生社会工作专业部分的问卷调查。于舒洋、张敏怡在王红漫教授设计的框架下完成了部分网站资料的查阅，在此一并鸣谢。

参考文献

[1] 沈黎. 社会工作国际定义的文本诠释. 社会福利，2009，(5).

[2] 国际社会工作者联合会. Definition of Social Work. [2005 - 10 - 04]. http：//www. ifsw. org/p38000208. html.

[3] 美国劳动部网站. Occupational Outlook Handbook. [2010 - 11]. [2009 - 12 - 17]. http：//www. bls. gov/oco/content/ocos060. stm.

[4] 考试大网站. 英国社会工作综述. [2009 - 11 - 18]. http：//www. examda. com/shgzz/beikao/fudao/20091118/163625477. html.

[5] James Price. The Study of Turnover. Iowa State University Press，1977.

[6] 柳拯. 英国的社会工作. 民政论坛，1999，(3)：38 - 44.

[7] 柴定红. 英美社会工作专业模式及其对中国的启示. 南开大学，2009.

[8] 袁继红. 香港社会工作教育概览. 社会工作，2008 (6)：31 - 32.

[9] 中国社会工作协会. 香港的社会工作. [2006 - 06 - 18] http：//www. cncasw. org/sgwh/shgzls/gjshgzfz/200710/t20071023 _ 2183. htm.

[10] 舒迪. 社工：流失与坚守之间彷徨. 人民政协报，2014 - 01 - 08 (第 009 版).

[11] 吕绍刚，史维. 深圳社工为什么留不住. 人民日报，2013 - 02 - 27 (第 008 版).

[12] 马丽莹. 大学生社工的"痛". 工人日报，2013 - 02 - 27 (第 008 版).

[13] 王烨捷. 加薪是否能挽回人才流失. 中国青年报，2013 - 07 - 15 (第 007 版).

[14] 新华网. 2010 年北京职工平均工资 50415 元. [2011 - 05 - 07]. http：//news. xinhuanet. com/local/2011

－05/07/c＿121389455.htm.

［15］中国社会工作网. 全国58所高校加快培养社工专业士. ［2010－12－20］http：//www. csww. cn/root/html/shegongjiaoyu/gaoxiaohuicui/201012/20－4530. htm.

［16］民政部社会工作司司长王金华答记者问. 民政部新闻发布会通报专业社工发展情况. 中国社会报，2015－01－30.

［17］香港大学. 香港大学社会工作专业网站. ［2015－06－26］. http：//www. socialwork. hku. hk/♯.

［18］李迎生、张朝雄、孙平、张瑞凯. 英国社会工作教育发展概况及其启示. 华东理工大学学报（社会科学版），2007（5）：11－17.

［19］中广教育出国留学. 2012年《独立报》英国大学社会工作专业排名. ［2011－05－12］. http：//www. cnr. cn/jy/cglx/rd/201105/t20110512＿507989569. html.

• 热点聚焦 •

执行主编按：观乎人文，以化天下，本栏目的文章将医学实践聚焦到当前热点问题，从新世纪的瘟疫、健康老龄化、医疗决策、全球医患关系研究现状等多角度切入，并通过综合比较和访谈等多种方法，深入分析目前面临的困境和解决方法。这些文章从科学视角，将医学和社会相关问题相结合，并把科学精神、人文情怀灌注到社会生活土壤中。

艾滋病流行概况及抗病毒治疗防控应用进展

陈方方　王璐

艾滋病亦称获得性免疫缺陷综合征（acquired immunodeficiency syndrome，AIDS），是由人类免疫缺陷病毒（human immunodeficiency virus，HIV）感染引起的一种慢性传染病。其特征是 HIV 特异性攻击辅助性 T 淋巴细胞，造成免疫系统功能进行性破坏，导致各种机会性感染和相关肿瘤的发生。[1] HIV 存在于感染者的血液、精液、阴道分泌物、组织液、淋巴液、脑脊液和乳液等体液中，因此，可通过包括异性及同性的性接触传播、医源性传播和血液感染（包括静脉输注被 HIV 污染的血液、血液成分或血制品以及静脉注射毒品等途径）及母婴垂直传播三条途径传播。人群对 HIV 普遍易感。[2] 尽管目前研制的抗病毒治疗药物能够抑制病毒活性，减缓病程发展，从而减少感染后的死亡率和致病率，但事实上仍未证实任何药物能根治艾滋病。因此，艾滋病目前仍是全世界疾病监测的重要指标之一。

一、全球艾滋病流行概况

从 1981 年人类发现第一例病例至今，HIV 在全球迅速蔓延，已流行至 100 多个国家和地区。联合国艾滋病规划署（United Nations Programme on HIV/AIDS，UNAIDS）公布数据显示，[3,4] 2012 年估计全球携带艾滋病病毒人数有 3530 万，15～49 岁成人的感染率为 0.8%，死于艾滋病相关疾病者有 160 万（HIV 被列为全球主要死因之一），230 万新发感染者中大多来自异性传播。艾滋病不仅对个体健康，而且对家庭、社会乃至国家发展都会产生影响。许多 HIV 严重受累的国家也同时面临其他传染性疾病、食物安全隐患等严重问题的挑战。撒哈拉以南的非洲仍然是 HIV 感染最严重的区域。该地区虽然只有 12% 的世界人口，却拥有全球 71% 的 HIV 感染者。该区域内几乎所有国家的 HIV 全人群感染率均＞1%，属于 HIV 广泛流行地区。估计有 8 个国家的成人 HIV 感染率超过 10%。拉丁美洲和加勒比海约有 160 万人感染 HIV，2012 年该区域 HIV 新发感染 9.8 万人。仅加勒比海地区，成人 HIV 感染率就达 1%，仅次于撒哈拉以南的非洲，是世界上第二大 HIV 感染严重地区。[3] 该区域有 7 个国家达到 HIV 广泛流行水平。其中，巴哈马的成人 HIV 感染率最高（3.2%～3.5%），而该区域内现存活感染者人数最多的国家是巴西（53 万～66 万人）。东欧和中亚估计有 130 万现存活感染者，其中 2012 年新发感染 13 万人。该区域的流行因素主要是注射吸毒，异性传播也起着重要作用。在亚洲区域，南亚、东南

陈方方、王璐，中国疾病预防控制中心性病艾滋病预防控制中心。

亚和东亚的 HIV 感染者共计达 480 万人之多。该区域拥有世界上两个人口大国——中国和印度，因此，即使感染率水平相对较低，但感染者的数量仍然十分庞大。

尽管形势依然严峻，但各国的艾滋病疫情在过去的 10 年仍然发生了巨大变化，多数国家有所好转，尤其是撒哈拉以南的非洲。2001—2011 年，全球有 25 个低收入和中等收入国家的成人 HIV 新发感染率下降 50%，其中一半以上为撒哈拉以南的非洲国家。2011 年死于艾滋病相关疾病者较 6 年前减少幅度超过 50 万人。14 个国家的艾滋病相关死亡数在 2005—2011 年下降达 50% 以上。[5]

二、我国艾滋病流行概况

我国属于艾滋病低流行国家。1985 年报告首例病例，1998 年全国 31 省（自治区、直辖市）均有艾滋病疫情报告。我国的 HIV/AIDS 流行历史可以划分为三个时期[2,6]：1985—1988 年为输入散发期，以 HIV 感染者和艾滋病病例高度分散为特征，多属境外输入性；1989—1994 年为局部流行期，以云南瑞丽等个别地区发现静脉注射吸毒者中 HIV 感染呈聚集性为标志，主要在边境地区流行；1995 年至今为广泛流行期，静脉注射吸毒人群中的 HIV 流行已在新疆、广西和四川等更多地区出现，中部数省非法不安全采血人群中发生 HIV 感染播散，部分沿海地区和中心城市的性乱人群中 HIV 感染率越来越高。

报告显示，[7]截至 2011 年底，估计我国存活 HIV 感染者和艾滋病病人有 78 万人（62 万~94 万人），全人群感染率为 0.058%（0.046%~0.070%）。其中 2011 年当年新发 HIV 感染者为 4.8 万人（4.1 万~5.4 万人），2011 年艾滋病相关死亡人数为 2.8 万人（2.5 万~3.1 万人）。在 78 万艾滋病病人中，经异性传播者占 46.5%，经同性传播者占 17.4%，经注射吸毒传播者占 28.4%，经既往有偿采供血、输血或使用血制品传播者占 6.6%。其中，河南、安徽、湖北和山西 4 省的估计数之和占全国该人群艾滋病病人估计数的 92.7%。经母婴传播者占 1.1%。2011 年性传播所占构成较 2009 年的 59.0% 增加了 4.9%，其中异性传播从 2009 年的 44.3% 上升为 2011 年的 46.5%。在异性传播中，约 1/4 为配偶间性传播，3/4 为非配偶间性传播。在 2011 年估计的 4.8 万新发感染中，经性传播的构成比由 2009 年的 75.5% 上升到 2011 年的 81.6%。其中，经异性传播者占 52.2%，比 2009 年的 42.2% 多 10%。历年报告病例中经性传播的构成比也呈逐年上升趋势，经性途径传播所占比例从 2006 年的 33.1% 上升到 2012 年的 87.1%。其中，异性传播的比例从 2006 年的 30.6% 上升至 2012 年的 68.0%。

我国的艾滋病疫情呈现五大特点：[7,8]全国艾滋病疫情依然呈低流行态势，但部分地区疫情严重；HIV 感染者和艾滋病病人数量继续增加，但新发感染人数保持在较低水平；既往 HIV 感染者陆续进入发病期，艾滋病发病率和死亡率增加；传播途径以性传播为主，所占比例继续加大；感染人群多样化，流行形势复杂化。

三、抗病毒治疗在艾滋病防控中的应用

已有大量预防干预措施用于抗击 HIV。新手段的研发，例如疫苗，也在紧锣密鼓地进行。但由于艾滋病病死率极高，目前疫苗研发的征途漫长，缺乏有效的治愈方法。因此，宣传教育和预防干预成为控制艾滋病流行的关键措施，也是目前预防艾滋病的有效"疫苗"。预防艾滋病的有效干预措施主要是针对艾滋病的三条传播途径，以减少新发感染的发生。[2]主要措施包括：改

变行为，使用安全套，HIV 检测，安全用血，清洁针具交换，以及男性包皮环切术等。其中，抗病毒治疗在艾滋病防控中的应用越来越受到人们的关注。

1. 抗病毒治疗的临床应用

1987 年人类研制出第一个抗病毒治疗药物立妥威，最初使用单一用药或两药联用对 HIV 复制能起到一定的抑制作用，但都因不能长期维持抗病毒疗效而宣告失败。直到 20 世纪 90 年代中后期，人类终于成功探索出一种合理且有效的联合用药方案，即高效联合抗逆转录病毒疗法（highly active antiretroviral therapy，HAART），俗称鸡尾酒疗法。它具有强大的抗病毒作用，可以使 HIV - RNA 在血浆中达到检测不出的水平，并且可以长期维持疗效。HAART 如此显著的疗效轰动了世界，开创了艾滋病治疗的新时代。[9]自 1996 年问世以来，已有 6 大类抗病毒治疗药物获得美国食品和药品监督管理局（Food and Drug Administration，FDA）批准，包括核苷（酸）类逆转录酶抑制剂、非核苷类逆转录酶抑制剂、蛋白酶抑制剂、整合酶抑制剂、融合抑制剂和 CCR5 受体拮抗剂。[10]HAART 成为目前唯一对艾滋病治疗有效的手段。在有效的抗病毒治疗下，HIV 感染或艾滋病病人的平均寿命能延长数十年，因此，该病已成为一种类似于原发性高血压、糖尿病等不能根治但可以长期控制的慢性病。[1]

HIV 的临床治疗包括使用联合抗逆转录病毒药物攻击 HIV 病毒本身，以及用于预防和治疗免疫系统遭 HIV 病毒破坏后可能发生的机会性感染，并通过 $CD4^+$ T 淋巴细胞计数、血浆病毒载量和临床症状三个方面进行评估。有效的抗病毒治疗可以使治疗对象体内的病毒复制受到抑制，病毒载量降低，促进 $CD4^+$ T 细胞计数上升，保持和恢复免疫功能，从而降低治疗对象机会性感染的发生率和病死率，提高病人的生存质量。因此，抗病毒治疗在降低艾滋病病人的死亡率和病死率、控制艾滋病的发展、减轻病人临床症状以及增强艾滋病病人机体免疫力方面起了重要的作用。

2. 基于抗病毒治疗的预防

（1）暴露前预防（pre - exposure prophylaxis，PrEP）：HIV 感染的暴露前预防是指当高感染风险的 HIV 阴性个体有可以预见的 HIV 暴露时，如性工作者、男男性接触者和共用注射器吸毒者，在暴露之前给予抗逆转录病毒药物以降低感染风险。HIV 感染的暴露前预防的药物包括口服药物和局部杀微生物制剂。[11]在 2010 年维也纳第十八届艾滋病大会上，一项在美国男男性接触者人群中使用替诺福韦进行 HIV 感染暴露前预防的研究证明这种预防是安全的，并具有较好的耐受性。[12]然而，也有随机对照试验表明，[13，14]暴露前预防的效果与依从性密切相关。依从性较高时，HIV 的发病率甚至可以下降超过 90%，因此，当前最主要的问题是要找到能够较大程度发挥暴露前预防潜能的依从性水平。为 HIV 感染者提供抗病毒治疗可以明显降低其向阴性配偶的传播风险。使用抗病毒治疗为基础的杀微生物剂凝胶可以减少女性感染 HIV 的风险。暴露前预防也已被证明是一种针对 HIV 感染高风险人群的行之有效的预防策略。

（2）治疗即预防（treatment for prevention，TasP）：抗病毒治疗可以有效抑制 HIV 病毒复制，使接受治疗者体内病毒载量降低，随之传播能力下降，因而可以间接起到减少 HIV 二代传播的作用。自从构建了抗病毒治疗预防 HIV 传播的模型以来，[16]大量研究相继证实了抗病毒治疗的预防作用，包括在疫情集中流行地区，尤其是在抗病毒治疗与经典预防措施相结合时更能体现抗病毒治疗的预防作用。[4]国际上开始越来越多地关注于抗病毒治疗在阻断艾滋病传播中的作用。2011 年，美国北卡罗来纳大学全球卫生与传染性疾病研究所 Myron Cohen 教授主持的随机对照临床试验 HPTN 052 发表研究结果，证明抗逆转录病毒疗法能同时帮助阻断 HIV 的传播，如果病毒感染者服用抗逆转录病毒药物，可以降低病毒传染给性伴侣风险的 96%。[17]这一发现结束了有关抗逆转录病毒疗法能否同时发挥治疗、预防双重作用的长期争论。它清晰地表明，抗病毒治疗是遏制 HIV 传播的最好方法。美国《科学》(*Science*) 杂志在 2011 年底将其评为该年度最重要的突破。更重要的意义在于，它意味着全球抗艾滋病战略将更多地向治疗方面倾斜。

3. 国内外抗病毒治疗防控应用现状

HPTN 052 的成功更加坚定了人们对于抗病毒治疗预防效果的信心。扩大抗病毒治疗已经成为全球艾滋病防治策略的首选。1996—2012 年，抗病毒治疗已经挽救了 660 万艾滋病相关的死亡，其中 550 万来自低收入和中等收入国家。2013 年 7 月，WHO 发表了《使用抗逆转录病毒治疗及预防 HIV 感染的统一指南：一种公共卫生的方法》(*Consolidated Guidelines on the Use of Antiretroviral Drugs for Treating and Preventing HIV Infection：Recommendations for a Public Health Approach*)，提倡扩大抗病毒的治疗范围，及早启动抗病毒治疗，并将抗病毒治疗的 $CD4^+$ T 淋巴细胞计数标准由 2010 年的 350 个/mm^3 提高到 500 个/mm^3，即对所有 $CD4^+$ T 淋巴细胞计数≤500 个/mm^3 的成人、青少年和儿童启动抗病毒治疗。其中，对于孕产妇、HIV 单阳性家庭的阳性一方和活动性肺结核或乙肝相关的严重慢性肝病病人，无论 $CD4^+$ T 淋巴细胞水平为多少，均给予治疗。[18] 截至 2012 年底，估计有 970 万来自低收入和中等收入国家的 HIV 携带者接受了抗病毒治疗，占这些国家所有符合 2010 年 WHO 治疗标准者的 61%，较 2011 年上升 260 万人。然而，依据新的 WHO 指南，将有 2860 万人符合治疗标准，现有治疗人数只占其中的 34%。[4] 2013 年 7 月，UNAIDS 携手 WHO，抗艾滋病、结核病和疟疾全球基金 (Global Fund to Fight AIDS, Tuberculosis and Malaria)，以及美国总统艾滋病紧急救援计划 (US President's Emergency Plan for AIDS Relief，PEPFAR) 发布的《治疗 2015》(*Treatment 2015*)[19]，提出 2015 年实现全球成人和儿童在治人数达到 1500 万的宏伟目标。尽管 HIV 检测咨询在过去 10 年有了很大发展，治疗级联 (treatment cascade) 依然是实现这一目标的主要障碍。WHO 报告《2013 年全球艾滋病治疗最新报道》(*Global Update on HIV Treatment 2013*) 有证据显示，[20] 非洲地区实际上只有 25% 的检测阳性者启动了抗病毒治疗。因此，扩大治疗覆盖面仍然任务艰巨，面临巨大挑战。

我国于 1999 年开始应用 HAART，但在临床上的广泛使用始于 2003 年年底的"四免一关怀"政策，主要基于国家免费治疗的开展。2003 年，国家免费抗病毒治疗项目启动时，主要覆盖了中原地区经采血或供血途径感染的人群。[21] 2005 年以来，治疗地区由中原向全国铺开，治疗方案也更加标准化或系统化。2008 年，国家在一线治疗的基础上，又开展了治疗失败病人的二线抗病毒治疗。[1] 针对艾滋病病人大量集中在农村地区的现状，启动免费治疗项目时采取了以社区为基础的模式，由乡镇卫生院和村卫生室开展病人日常随访和治疗，当病人出现严重不良反应和机会性感染时即转入上级医疗机构治疗。但随着国家免费抗病毒治疗工作的扩展，综合医院、传染病专科医院以及公安司法医疗机构的不断加入，使得我国的抗病毒治疗模式更加多元化。[22] 为了充分发挥抗病毒治疗挽救 HIV 感染者的生命，以及有效减少艾滋病传播的重要作用，我国修订了国内抗病毒治疗标准，将既往 $CD4^+$ T 淋巴细胞计数<200 个/mm^3 明确提高到≤350 个/mm^3，数量为 350~500 个/mm^3 的病人在符合一定条件时也建议开始治疗。对于孕妇和单阳性家庭中 HIV 阳性一方等情况，则不论 WHO 临床分期、$CD4^+$ T 淋巴细胞计数和病毒载量水平，都建议开始治疗。[10] 在我国，随着抗病毒治疗的开展，艾滋病病人的死亡率已经明显下降，从 2002 年的 45.7/100 人年下降至 2011 年的 9.2/100 人年，下降幅度达 78%。[23] 但目前也存在一系列严峻的挑战和困难：[24, 25] 整体监测能力有限；药物种类少，长期治疗的不良反应越来越突出；特殊人群的治疗（如感染 HIV 者为丙型肝炎、乙型肝炎或结核分枝杆菌感染，以及孕妇、

儿童等）；病毒耐药带来更大的治疗困难。

4．抗病毒治疗防控应用面临的问题和未来的展望

作为当今 HIV 综合预防的基石，目前用于支持抗病毒治疗以减少 HIV 传播能力的证据包括生态学研究、队列研究、随机对照临床试验和数学模型等不同类型的诸多研究。抗病毒治疗用于预防 HIV 性传播的作用似乎已成定论，然而，在实际工作中，抗病毒治疗的艾滋病防控应用尚不十分成熟。

及早启动抗病毒治疗不仅可以使感染者自身得到良好的临床效益，[26]而且有助于预防二代传播，[17]达到治疗与预防上的双赢效果。但在理论层面，治疗时机的选择并非易事。在现实中，那些最具传染力的感染者往往比较隐蔽。工作的难点是要鼓励他们主动检测，在得知自己感染后及时进行治疗。

阳性感染者在初筛试验、确证试验、开始启动治疗、感染者随访及其他相关服务（心理咨询、配套医疗服务等）等一系列流程中，每个环节都会发生不同程度的感染者脱失。这种治疗级联的存在将对治疗的规范性产生影响，并成为制约抗病毒治疗防控应用的一个瓶颈。同时，抗病毒治疗的成功还有赖于对病人抗病毒治疗效果的定期监测评估。提高感染者在整个治疗过程中的依从性，除了需要加强治疗环节管理以外，还应该关注对感染者保护他人的主观认识，提高感染者的利他依从性。[27]

既往研究开展的时间较短，还停留在早期治疗、规范治疗的前提下进行探讨，未能针对"治疗即预防"策略的长期效应给出评价。在抗病毒治疗开展较早、覆盖率较高的地区，防控应用的关键不仅仅在于如何寻找最具传染性的人并在疾病早期对他们给予最佳治疗，更是存在感染者在启动治疗后衍生出治疗失败和耐药等治疗难题的困扰。[28,29]同时，需要提高治疗后耐药的感染者对通过药物渗透进生殖道传播耐药性风险的认识。

此外，安全套的使用在艾滋病预防干预中的地位一直不容动摇。在艾滋病预防干预工作开展得比较早的地区，安全套的使用率也较高。有研究发现，抗病毒治疗的预防作用不能完全取代安全套在预防单阳家庭 HIV 传播中的贡献。[30]在资源有限的地区，抗病毒治疗的防控应用更需结合该项措施的成本-效益考虑。因此，有必要对抗病毒治疗防控应用进行经济学考量，同时深入分析抗病毒治疗与其他干预措施的交互作用，为艾滋病的综合干预提供证据。

参考文献

[1] 李太生．中国艾滋病抗病毒治疗：成功与挑战：中华医学会第四次全国艾滋病、病毒性丙型肝炎暨全国热带病学术会议，中国陕西西安，2009．

[2] 王陇德．艾滋病学．北京：北京出版社，2009．

[3] UNAIDS. Core Slides：Global summary of the AIDS epidemic. [2014-04-09]. http://www. unaids. org/en/media/unaids/contentassets/documents/epidemiology/2013/gr2013/201309_epi_core_en. pdf.

[4] UNAIDS. Global report：UNAIDS report on the global AIDS epidemic 2013. Geneva：UNAIDS，2013．

[5] UNAIDS. World AIDS day report：results. Geneva：UNAIDS，2012．

[6] 汪宁．我国艾滋病预防控制的形势与面临的挑战．中华预防医学杂志，2004（05）：3-5．

[7] 中华人民共和国卫生部，联合国艾滋病规划署，世界卫生组织．2011年中国艾滋病疫情估计报告．2011．

[8] MOH. 2012 China AIDS response progress report. Beijing：Ministry of Health of the Reople's Republic of China，2012．

[9] 豆智慧．抗逆转录病毒治疗对既往有偿献血 HIV 感染者生存影响的双向性队列研究．兰州大学，2006．

[10] 编写组．国家免费抗病毒治疗手册．3版．北京：人民卫生出版社，2012．

［11］臧春鹏，汪宁. 抗病毒治疗在阻断艾滋病传播流行中的作用. 中华临床医师杂志（电子版），2011（08）：2343-2346.

［12］Buchbinder SP，Liu A. Pre - exposure prophylaxis and the promise of combination prevention approaches. AIDS Behav，2011，15 Suppl 1：S72-S79.

［13］Faal M，Naidoo N，Glencross DK，et al. Providing immediate CD4 count results at HIV testing improves ART initiation. J Acquir Immune Defic Syndr，2011，58（3）：e54-e59.

［14］Jani IV，Sitoe NE，Alfai ER，et al. Effect of point - of - care CD4 cell count tests on retention of patients and rates of antiretroviral therapy initiation in primary health clinics：an observational cohort study. Lancet，2011，378（9802）：1572-1579.

［15］WHO. Antiretroviral therapy for HIV infection in adults and adolescents：recommendations for a public health approach. ［2014-04-10］. http：//whqlibdoc. who. int/publications/2010/9789241599764 _ eng. pdf.

［16］Anderson RM，Gupta S. May RM potential of community - wide chemotherapy or immunotherapy to control the spread of HIV - 1. Nature，1991，350（6316）：356-359.

［17］Cohen MS，Chen，McCauley，et al. Prevention of HIV - 1 infection with early antiretroviral therapy. New Eng J Med，2011，365（6）：493-505.

［18］WHO. Consolidated guidelines on the use of antiretroviral drugs for treating and preventing HIV infection：recommendations for a public health approach. ［2014-4-8］. http：//www. who. int/hiv/pub/preventing/updat 2011/enlindes. html.

［19］UNAIDS. Treatment 2015. ［2014-04-09］. http：//www. unaids. org/en/media/unaids/contentassets/documents/unaidspublication/2013/JC2484 _ treatment - 2015 _ en. pdf.

［20］WHO. Global update on HIV treatment 2013：resulats，impact and opportunities. ［2014-04-08］. http：//www. who. int/hiv/pub/progressreports/update2013/en/index. html.

［21］Zhang F，Haberer JE，Wang Y，et al. The Chinese free antiretroviral treatment program：challenges and responses. AIDS，2007，21 Suppl 8：S143-S148.

［22］马烨，汪宁. 成人艾滋病抗病毒治疗效果及影响因素研究. 中国艾滋病性病，2012（04）：269-271.

［23］Zhang F，Dou Z，Ma Y，et al. Effect of earlier initiation of antiretroviral treatment and increased treatment coverage on HIV - related mortality in China：a national observational cohort study. Lancet Infect Dis，2011，11（7）：516-524.

［24］Zhang F，Dou Z，Ma Y，et al. Five - year outcomes of the China National Free Antiretroviral Treatment Program. Ann Intern Med，2009，151（4）：241-252.

［25］Zhang FJ，Dou ZH，Yu L，et al. The effect of highly active antiretroviral therapy on mortality among HIV - infected former plasma donors in China. Clin Infect Dis，2008，47（6）：825-833.

［26］Grinsztejn B，Hosseinipour MC，Ribaudo HJ，et al. Effects of early versus delayed initiation of antiretroviral treatment on clinical outcomes of HIV - 1 infection：results from the phase 3 HPTN 052 randomised controlled trial. Lancet Infect Dis，2014，14（4）：281-290.

［27］Amy M，Rachel B，Pamela B，et al. Maximizing the impact of HIV prevention efforts：Interventions for couples. AIDS Care，2013，25（12）：1569-1580.

［28］Cohen MS，Smith MK，Muessig KE，et al. Antiretroviral treatment of HIV - 1 prevents transmission of HIV - 1：where do we go from here? Lancet，2013，382（9903）：1515-1524.

［29］Smith K，Powers KA，Kashuba AD，et al. HIV - 1 treatment as prevention：the good，the bad，and the challenges. Curr Opin HIV AIDS，2011，6（4）：315-325.

［30］Wang L，WANG L，Kumi SW，et al. Heterosexual transmission of HIV and related risk factors among sero-discordant couples in Henan province，China. Chinese Medical Journal，2013，126（19）：3694-3700.

医疗决策中的框架效应研究

乔玉玲　吴任钢

医疗决策涉及诊断和治疗的不确定性、病情和病程、病人的意见及治疗成本等因素，是一种非常复杂的决策行为。英国医疗决策专家霍尼克（Hunick）[1]曾提出医疗决策的三阶段模式：①确定病人的健康问题和治疗目标。②罗列可能的治疗方案和治愈可能性。③权衡所有的治疗方案和病人意见并进行判断决策。其中，可将第一、二阶段看作医疗问题的解决阶段，而第三阶段是医疗问题的决策阶段。广义的医疗决策包括以上三个阶段，狭义的医疗决策只涉及第三阶段，但第三阶段的决策也会受到解决方案的成本、表征方式、病人的性格和信念等多种因素的影响。本文仅关注医疗方案的表征方式对医疗决策的影响作用，旨在对近年来医疗决策中的框架效应（framing effect）研究进行梳理和总结。

一、框架效应的概念及分类

框架效应是指对一个问题的解决方案用两种在逻辑意义上相似的说法表述，却导致了不同的决策判断。最经典的是"亚洲疾病"问题：[2]某政府正为应对即将暴发的亚洲疾病做准备，预计该疾病将导致 600 人死亡。有两套抢救方案：①200 人将救活（400 人将死亡）。②有 1/3 的可能性将 600 人全部救活（即无人死亡），有 2/3 的可能性无人救活（即全部死亡）。当问题以"救活"的框架进行描述时，71％的人会选择方案①，即采取风险规避行为；当问题以"死亡"的框架进行描述时，78％的人会选择方案②，即采用冒险行为。

列文（Levin）等[3]把框架效应分为风险选择框架效应（risk choice framing effect）、目标框架效应（goal framing effect）和特征框架效应（attribute framing effect）。这三种框架效应都包含正、负表述，称之为"效价"（valence）。风险框架指的是对决策事件的正向或负向表述会影响人们冒险行为的抉择，如上述亚洲疾病问题。特征框架是指改变决策选项中的某一事物或事件的关键特征，从而影响决策行为，如"这个治疗有 50％的成功概率"，或"这个治疗有 50％的失败概率"。这两种表述中对治疗选项中的"成功性"做了属性改变，形成了正向表征和负向表征。目标框架是指改变行为和目标的关系，进而改变信息的说服力。如"如果做乳腺 X 线检查，你就可能在早期发现乳腺癌"，或表述为"如果不做乳腺 X 线检查，你就无法在早期发现乳腺癌"。这两种表述也形成了正向和负向表征。三类框架表征的主要差别在于，目标框架关注的是同一目标，特征表征关注的是目标的不同方面，而风险框架则关注的是目标的确定性。

框架效应被认为是人类非理性决策的重要证据，当信息不明确或认知负荷过重，不足以对信息进行全部加工时，启发式（heuristic）加工机制起作用，自动或内隐信息加工系统开始工作，而做出"偏向决策"（biased decision）。[4]在医疗决策中框架效应被很多学者进行研究，着重于找

乔玉玲，北京大学医学人文学院应用语言学系。吴任钢，北京大学医学人文学院医学人文系。

到良好的表述框架，可以促进病人的理性医疗决策，同时可以使医患双方对医疗方案的认知和态度达成一致，进而达到医患和谐。

二、特征、目标和风险框架效应在医疗决策中的研究

在特征框架下，人们更容易选择正向表征的行为。列文[3]提出了联结模型（associative model）来解释效价信息加工的认知机制：正向表征激活了记忆中的与之相关的积极信息，于是个体会表现出对正向框架描述事物的积极评定，而负向表征激活了记忆中的消极信息，个体倾向于做出否定判断。或者说，表征刺激具有"正启动"效用，预测了特征框架表征的效价。另有情绪效价信息加工观点认为，[5]当面对正向信息时，个体主要采取启发式加工，会导致个体对信息的加工不充分，进而在评定中易受到框架效应的影响；而面对负向信息时，决策者会进行更多的自主和精细的分析，较少受到框架效应的影响。联结模型主要从信息激活的内容来说明框架效应的产生，而情绪效价信息主要从效价信息加工的深度不同来解释框架效应的产生机制。

大多文献表明人们更偏向选择负向目标表征行为，而不是正向目标表征行为，原因在于相对于获取利益而言，人们更在意避免损失。克里什那姆什（Krishnamurthy）和卡特（Carter）[6]对美国143名大学生进行了研究，在问题表述上操控了框架类型（属性框架对目标框架）和框架效价（正向对负向）两个变量，行为变量为学生们愿意选择的治疗方案。结果表明，学生们偏爱选择特征框架下的正向表述方案和目标框架下的负向表述方案。但有关目标框架效应结果的一致性还不是很确定。

在风险决策框架下，人们在正向描述框架下会选择保守行为，而在负向描述框架下会选择冒险行为。根据期望理论，人们对得与失的认知要依赖于参照点，而不是依赖于绝对数值。边际效应理论（marginal utility theory）认为，确定能救活200人要比有1/3概率救治600人的心理价值大，所以在正性框架下，人们选择保守行为；而确定400人死亡要比有2/3概率600人都死亡的心理伤害程度大，所以在负性框架下，人们选择冒险行为。许多研究[7-9]都证实了正性框架下采取风险规避，负性框架下寻求风险的决策行为，但对风险效应的研究结果也不一致。如彭（Peng）[10]让六组医学生回答三种框架类型的医疗决策问题。结果表明：三种框架效应都很显著，表现在学生偏向于高度评价用治愈病例数（治愈病例数对无治疗效果病例数）描述的医生技能（属性框架效应）；偏向于遵从负向描述的医嘱（目标框架效应）；并会在以存活率描述治疗效果时，选择短期受损、长期收益（冒险）的手术治疗方案，而在以死亡率描述的治疗效果时，选择短期收益、长期受损（保守）的治疗方案（风险框架效应）。他的解释是，当治疗方案以生存率表述时，人们看到的是机会；而治疗方案以死亡率表述时，人们看到的是危险。在机会情境下，人们往往会做出更多的冒险选择。彭（Peng）[11]的另一项研究还用科恩差异值（Cohen's d）效应量计算公式比较了三种框架效应的大小。结果显示，特征、风险框架效应大，而目标框架效应小。

另外，风险决策框架中风险值的表述方式也会对框架效应产生影响。彼特斯（Peters）[9]采用频数和百分比两种方式（如100人中10人会患疱疹对10％的人会患疱疹）来表示风险值，让被试在正、负性框架下判断患有疱疹的风险。结果表明：教育程度低的女性（数字敏感度低）人群会认为频数表示的风险值大于百分比表示的风险值，而教育程度高的男性则对两种方式表示的风险值的感知无明显差异。

三、框架效应在自我相关情境下的医疗决策研究

研究发现自我卷入度（self involvement）也会对框架效应产生影响。彭嘉熙[12]对355名中国医学生做的一项医疗决策研究表明，当进行自我决策时，被试更加倾向低价值—高可行性的方案；给他人提供建议时则倾向高价值—低可行性的方案。在自我决策中，框架效应不显著；而给他人建议时，框架效应显著。克里什那姆什[6]认为，框架效应的研究大多选用学生被试，让他们来想象患病时的决策问题，这时决策者的自我卷入度是有限的，"自我卷入"不是自发的，他称之为"非内在自我卷入"，而这种非内在的自我卷入显然对框架效应不会有太大影响。只有高"决策参与动机"的病人才能仔细考察选项，做出理性选择，减小框架效应。因而，他选择了大学生（低自我卷入度）和病人（高自我卷入度）进行研究，发现学生被试在特征、目标框架下都产生框架效应。病人在特征框架下有特征效应；但在目标框架下，却没有显示出框架效应。这个研究表明：当决策者与决策的任务高度相关时，框架效应不显著。也就是说，当解决问题的其他线索都不明确时，语义线索才在决策中起到重要作用。

四、框架效应在不同群体医疗决策中的研究

郑（Zheng）[13]在2010年对前述的亚洲疾病的框架效应的研究表明，医疗救治群体的大小（小群体为<60人，大群体为>600人）也对决策有影响。被试在救治小群体情境下不表现框架效应，即在正、负向表述框架中都愿意做出冒险决策而对所有成员做出拯救；而在救治大群体情境下，信息变得模糊，被试要依赖语言线索做出风险决策，研究伴随决策行为发生的功能性核磁共振成像神经机制也表明：对小群体救治决策激活了单侧脑岛和右脑顶叶，提示负性情绪把决策偏好从犹豫模式转向冒险模式，即小群体易形成的亲缘关系激发了负性情绪进而做出冒险决策；而对大群体的救治决策激活了右下额叶，包括布罗卡（Broca）区，提示对语言的加工影响了决策行为，使得框架效应显著。

金（Kim）[14]研究了老年群体和年轻人在医疗决策时受到框架效应的影响程度。研究者从多伦多选取了186名青年大学生和186名58～68岁的老年群体。被试被要求完成不同表述框架下的医疗决策任务，并要求年轻和老年群体各一半提供做出决策的理由。在不需要提供决策理由的条件下，年轻人并没有显示框架效应，老年人显示明显的框架效应。在提供决策理由的条件下，年轻人和老年人都不显示框架效应。此研究表明，老年人面对医疗决策的模糊信息时易采用启发式认知加工模式，寻求问题的解决，以满足认知闭合的需要（need for cognition closure）。他们要把有限的认知资源用于更重要的任务，因而其决策更易受到语言交流方式的影响。

斯图特林（Stutterlin）[4]研究探讨了个体的内感受知觉（interoceptive awareness）与框架效应的关系，他用"心跳计数"范式测量内感受知觉，再让被试执行正、负性框架表述下的决策行为。结果表明：身体感知觉与框架效应呈正相关。内感受知觉被认为是一种个性特质，对身体的感知觉往往与情绪强度有关，而情绪在许多研究中被证明对决策有很大影响。在决策任务中，对于表述的认知和情感效应相竞争，表现在情绪强度高的个体，即身体感知觉高的个体易受框架效应的影响。

五、框架效应在不同情境医疗决策中的研究

虽然框架效应在设计严格的试验条件下被证明是显著的，但在真实、复杂的医疗情境下是否还存在呢？在斯尼诺夫（Siminoff）[15]较早的一项研究中，对100名乳腺癌病人的术后化疗方案做了质性研究，对医生与病人的交谈做了录音和系统的观察，记录了病人在治疗方案中的参与度以及医生对治疗预后的表述方式，如用治愈率还是用复发率表述化疗方案的预后。结果发现，医生倾向于用负向表述，即将疾病的复发率作为治疗方案的预后表述，而治疗方案的正、负向表述与病人最后选定的治疗方案之间不存在框架效应。作者认为在真实的医疗情景中，框架效应并不是影响病人医疗决策的主要因素。

在另一项父母决定早产儿救治决策的研究中，[16]研究者描述了一个23周早产儿的救治情境，用存活率和死亡率或残障率表述早产儿的预后信息，决策行为是选择复苏救治还是自然死亡。从网上招募了300名志愿者参加实验。结果表明：接受存活率表述信息的被试倾向选择复苏救治，而接受死亡率表述信息的被试倾向选择自然死亡。随后的多变量分析结果显示，宗教因素可影响框架效应的大小，有宗教信仰的人不易受框架效应的影响。

另外，框架效应也在其他医疗情境中得到验证。用存活率和死亡率的不同表述研究对癌症病人、病人亲属和医生决策产生的框架效应。[8]而一项在产科进行的研究中，当医院护士用正、负性框架描述生育畸形儿的风险时，不仅改变了孕妇对生育致畸的认识，还影响了她们使用非处方药的行为；[7]另外，在公共卫生领域中，也有研究报告证明利用框架效应来构建健康传播信息可更好地促进安全性行为和HIV检测。[17]

六、医疗决策框架效应研究的评价及今后的研究方向

在医疗领域里，合理地运用特征框架效应可以激发人们的健康意识，提高人们的预防治疗意愿，如强调治疗的疗效而不是风险时，病人会对治疗更有信心；或强调不遵从医嘱会带来的后果时，病人将更加配合医生的治疗。以存活率来描述某种疾病的治疗效果比以死亡率来描述治疗效果更能有效地影响人们对疾病的态度。另外，框架效应的研究也可促使医生减少病人医疗决策中的"偏见行为"，如可以让病人提供做选择的理论依据，使他们可以认真思考问题，减少认知捷径，避免框架效应，使医疗决策更加理性。

笔者认为，今后的研究方向为：①应进一步开展实际医疗情境中的研究，用更加严格的试验设计控制无关变量，以验证框架效应是否存在并评估效应的大小。②目前框架试验研究中的被试基本上是大学生，他们的受教育程度和认知水平情况都比较同质，尚缺乏在不同职业、不同教育背景下群体的医疗决策研究。③不同的文化人群有不同的认知方式，也有不同的语言交流方式，有必要对不同的文化人群做框架效应研究。虽然目前有很多国家的学者都在各自文化下验证了框架效应，但各研究所使用的医疗决策问题都不一样，很难进行比较。今后需要用同样决策问题对框架效应做跨文化的比较，以找到适合各种文化的医学信息交流方式。④因病人患病后会处于应激状态，出现焦虑、恐惧和悲伤等情绪，不同的情绪会影响个体认知，从而影响决策行为，有必要对病人不同情绪状态的框架效应进行研究，评估不同的情绪对语言表述的反应模式。⑤关于框架效应的认知机制，虽然已有理论解释，但这些理论各执一词，没有得到最终验证。未来对神经机制的研究有助于我们了解框架效应产生的认知加工模式。目前对此效应的神经心理机制研究还

不多。

这些进一步的深入研究都是为了从不同侧面理解框架效应，提高研究的外部效度，以为真实情境下的复杂医疗决策提供参考依据，促进研究结果向实践应用的转化。

参考文献

[1] Hunink MG，Glasziou PP. Decision making in health and medicine：integrating evidence and values. Cambridge：Cambridge University Press，2003.

[2] Tversky A，Kahneman D. The framing of decisions and the psychology of choice. Science，1981，211 (4481)：453 - 458.

[3] Levin IP，Schneider SL，Gaeth GJ. All frames are not created equal：A typology and critical analysis of framing effects. Organ Behav Hum Decis Process，1998，76：149 - 188.

[4] Stutterlin S，Schulz S，et al. Enhanced cardiac perception is associated with increased susceptibility to framing effects. Cognitive Science，2013，37：922 - 935.

[5] Kuvaas B，Selart，M. Effects of attribute framing on cognitive processing and evaluation. Organiz Behav Hum Dec Proc，2004，95：198 - 207.

[6] Krishnamurthy P，Carter P. Attribute framing and goal framing effects in health decisions. Organiz Behav Hum Dec Proc，2001，85 (2)：382 - 399.

[7] Jasper JD，Goel R，Einarson A，et al. Effects of framing on teratogenic risk perception in pregnant women. Lancet，2001，358 (9289)：1237 - 1238.

[8] McNeil B，Parker S，Sox HJ，et al. On elicitation of preferences for alternative therapies. New Engl J Med，1982，306 (21)：1259 - 1262.

[9] Peters E，Hart PS，Fraenkel L. Informing patients：The influence of numeracy，framing，and format of side effect information on risk perceptions. Med Decis Making，2011，31：432 - 436.

[10] Peng JX，Xiao W，Zhang F，et al. Framing effects in medical situations：distinctions of attribute，goal and risky choice frames. J Intern Med Res，2013，41 (3)：771 - 776.

[11] Peng JX，Xiao W，Li HZ，et al. Five different types of framing effects in medical situation：a preliminary study. Iran Red Cresent Med J，15 (2)，2013：161 - 165.

[12] 彭嘉熙，张石磊等. 自我-他人医疗决策差异研究. 中国临床心理学杂志，2012，20 (4)：477 - 479.

[13] Zheng HM，Wang XT. Framing effects：Behavioral dynamics and neural basis. Neuropsychologia，2010，48，3198 - 3204.

[14] Kim S，Goldstein D. Framing effects in younger and older adults. J Geront，2005，60B (4)：215 - 218.

[15] Siminoff L A，Fetting JH. Effects of outcome framing on treatment decisions in the real world：impact of framing on adjuvant breast cancer decisions. Med Decis Making，1989，9：262 - 271.

[16] Haward MF，Murphy RO，Lorenz JM. Message framing and perinatal decisions. Pediatrics，2008，22：109 -118.

[17] Rothman AJ，Salovey P. Shaping perceptions to motivate healthy behavior：The role of message framing. Psychol Bull，1997，121 (1)：3 - 19.

新加坡和中国原地健康老龄化中的家庭参与和社会支持对比研究

李　俊　王红漫

新加坡的养老理念和举措对中国有很大的借鉴意义。一方面，两国都步入老龄化社会。2013年6月，新加坡居民中65岁及以上人口占居民总量的10.52％；[1] 2014年，我国65岁及以上人口达到总人口的10.1％。[2] 另一方面，在儒家思想的影响下，两国在养老理念上都奉行家庭养老为主、社会养老为支撑的养老模式。两国的老龄化程度、文化传统和养老理念相似，所以两国的养老制度也存在较大的可比性。

2015年1月29日，北京市颁布的《北京市居家养老服务条例》[3] 将居家养老服务定位为社区居家养老，实质上等同于当前国际上流行的原地老龄化（aging in place）。原地老龄化（亦称原地养老、就地养老等）指的是"让老年人留在居住多年的住所，并在周边设立医疗服务等设施"，以方便老年人健康养老。[4] 陈社英等认为："目前原地老龄化最显著的特点就是充分认识各行各业所能扮演的角色，让工商界（住房构筑和装修、建材、金融）等支持性行业积极参与养老，以达到经济效益与社会效益之双赢，进一步切实有效地提升社区居家养老。特别是通过现有房屋改造和修建适合残疾人的新建筑以及退休社区规划，采用新科技来满足不同年龄段老人的特殊需要，保证老年人家居环境的可居住性，减少跌倒等危险因素，提高老年人独立生活能力，减少家庭照顾者的压力，促进健康老龄化。"[5] 可见，目前国际上提倡的原地老龄化主要是为了促进老年人的健康老龄化。健康老龄化（healthy aging）是指处于老龄化社会中的绝大多数老年人在生理、心理和社会功能三个方面都处于健康状态，从而使社会发展不会受到人口老龄化过度发展的影响。[6] 故笔者提出"原地健康老龄化"这一说法。

笔者认为，在中国目前的社会现实条件下，"原地健康老龄化"不仅应突出家庭环境改造和社区规划，还应重点鼓励家庭参与和养老信息的便利化。因此，本文从以下四个方面对中国和新加坡两国"原地健康老龄化"进行比较和分析：①养老理念和老人养老的现状。②促进家庭参与养老的住房优惠政策、补贴政策和法律法规。③养老服务信息便利化。④适合养老的城市规划建设。

一、养老理念和老人养老的现状

新加坡与中国都是东方国家，都受到儒家文化的影响，将居家养老视为主要的养老方式。新加坡前总理李光耀曾极力主张按照儒家传统，"保留三代同堂的家庭结构"，[7] 前总理吴作栋则认为家庭养老才是最佳的养老模式。[8] 新加坡社区发展部早在1999年就表示，大多数新加坡老年人将原地老龄化，计划扩张和增强家庭和社区为基础的服务，以更好地实现失能老年人居家养老，而不打算增加养老床位。[9] 2013年，新加坡60岁及以上居民总数达到11.02万，但其中只有

李俊，北京大学医学人文研究院医学文化与健康传播研究中心讲师。王红漫，北京大学医学人文研究院卫生与社会发展研究中心教授，博士生导师。

10 413 人（9.45％）居住在各类老人院。[10]

中国指导性的养老目标是"9073"，即"90％的老人居家养老，7％的老人依靠社区养老，只有3％的老人需要机构养老"。[11]根据张盈华等的测算，2011 年，农村养老机构入住率不足 82％，城镇养老机构入住率不足 62％。2012 年，城、乡养老机构收养的老人分别约为 43 万和 219 万。[12]这也证明，中国老年人不愿在养老机构养老，政府提出的养老指导性目标是正确的。

然而，王跃生通过对第六次人口普查数据的研究发现，"2010 年中国 65 岁及以上的老年人在直系家庭生活的比例第一次降至 50％以下。无论城乡，老年人独居均表现出较强的增长势头。在老年人口中，高龄、丧偶和无生活自理能力者与已婚子女同住所占比例相对较高，不过独居也较 2000 年之前明显提升。随着人口老龄化水平的提高，城乡老年人在三代及以上直系家庭生活的比例呈下降趋势，其中农村老年群体对小家庭的提升作用明显"。王跃生认为，"老年人居住家庭类型的选择与养老保障方式有很大关系。"[13]笔者认为，除此以外，还应该考虑到，虽然在我国农村大量青壮年劳动力流向城市，城市青壮年流向上一级城市或国外，但是住房方面的政策却没有鼓励青壮年人与老年人共住。

这一点在家户规模上得到了体现。2013 年，中国的平均家户规模是 2.98 人，2 人户和 3 人户居多，1 人户比例高于新加坡。新加坡的平均家户规模为 3.47 人，以 4 人户为主。由于新加坡是城市国家，因此，笔者比较了北京市和新加坡家户类型的比例（图 1 和图 2），发现北京市 4 人及以上的家户比例明显低于新加坡，而 3 人及以下的家户比例明显高于新加坡。北京 80％以上的家户是 3 人及以下家户。2013 年，北京市的平均家户规模为 2.61 人。[14-15]因此，中国目前阶段单纯依靠家庭养老是不太现实的，政府提出的社区居家养老不能等同于依靠家庭养老。

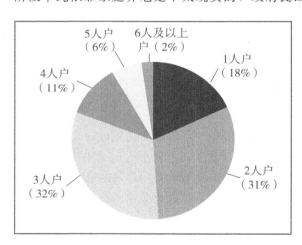

图 1　2013 年北京居民家户规模占比
（数据来源：中国统计年鉴，2014）

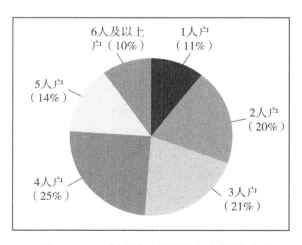

图 2　2013 年新加坡居民家户规模占比
（数据来源：新加坡统计年鉴，2014）

二、促进家庭参与养老的住房优惠政策、补贴政策和法律法规

为了鼓励老人居家养老和家庭养老，新加坡建房发展局（Housing Development Board）制定并实施了"3 代共住组屋计划"（3 Gen Flat，"组屋"类似于中国的经济适用房）、"多代优先计划"（Multi - Generation Priority Scheme）、"已婚子女优先计划"（Married Child Priority

Scheme）等政策。[16]

如果申请者愿意与父母共同居住，可申请"3代共住组屋"。这种组屋每套约为115平米，有4个卧室和3个卫生间。申请者至少需要与1位老人（新加坡公民或永久居民）共同居住，至少需住满5年，之后可出售给符合资格的多代家庭，不能转租。

在申请公共建房计划（Public Housing Scheme）房屋时，子女和父母愿意靠近居住的家庭，可享受"多代优先计划"照顾。子女可申请有两间房间或更大的公寓，父母可申请1~3个房间的公寓。申请时，申请者会得到3个排队号码，其中一个是多代优先计划下的排号，另外两个是公共建房计划下的排号，申请者可自行决定选择多代优先计划还是公共建房计划下摇号抽中的房屋。公寓可位于同一层，或在同一项目（小区）内其他地方。按订单修建的公寓项目中约有15％的公寓预留给了多代优先计划申请者。

在申请组屋时，可以依靠"已婚子女优先计划"获得比一般申请者更多的选房机会。如果愿意与父母同住，已婚子女申请者首次申请和二次申请分别可获得6次和3次选房机会；如果愿意靠近父母居住，已婚子女申请者首次申请和二次申请分别可获得4次和2次选房机会；而普通的非已婚子女优先计划申请者，首次申请和二次申请组屋分别只能获得2次和1次机会。

此外，公民家户首次购买"重新销售组屋"（resale flat）时，可申请中央公积金家庭建房金（Central Provident Fund），若是与父母共同居住或靠近父母居住，最高可获得40 000新元的中央公积金补贴。

虽然我国政府颁布了《中国老龄事业发展"十二五"规划》（后简称"规划"）和《中华人民共和国老年人权益保障法》，北京市也颁布了《北京市居家养老服务条例》，但是其实施细则尚待完善。从居住安排上看，只有《规划》提到"引导开发老年宜居住宅和代际亲情住宅，鼓励家庭成员与老年人共同生活或就近居住。"而北京市保障性住房申请政策更是不利于家庭成员与老年人共同生活。2015年3月25日北京市住房城乡建设委员会发布《关于进一步完善保障住房资格审核中家庭人员结构变化处理意见的通知》，规定原申请家庭成员中的未婚子女与他人结婚组建新家庭，可以作为共同申请人参与新家庭的保障性住房申请，而在此之前，一位成年单身人士可以联合父母一起申请，这样一般可以多申请一间房。[17]这个"通知"将在客观上促进老年人与其已婚子女分开居住。值得欣慰的是，《北京市人民政府关于加快推进养老服务业发展的意见》提出，在建设、分配廉租住房、公共租赁住房等保障性住房或进行危旧房屋改造时，需要统筹考虑家庭成员照顾老年人的需求，鼓励家庭成员与老年人共同生活或就近居住。

新加坡除了采用住房优惠政策鼓励老年人与其成年子女共同居住外，还早在1982年就开始实施"赡养父母及残疾人个人所得税扣除"计划，而我国尚未使用税收优惠手段鼓励赡养父母。新加坡于1994年颁布了《奉养父母法》（Maintenance of Parents Act），明确规定60岁以上丧失谋生能力的老年人必须由其子女供养，而《中华人民共和国老年人权益保障法》并无类似的规定。此外，新加坡还于1996年建立了"赡养父母仲裁法庭"。[18]

三、养老服务信息便利化

为了向社会提供全面、便捷的养老服务信息，新加坡一体化照护署（Agency for Integrated Care，又译作"护联中心"）于2011年建立了一站式照护服务网站——"新加坡银页"（Singapore Silver Page），[19]整合医疗资源和社会照护资源信息，为老年人及其照护者提供一站式的养老服务、压力管理、财务管理和健康生活等信息。

值得一提的是，在该网站上有一个养老服务定位器（eldercare locator），访问者可以根据地址、服务类型、区域/地图、服务提供者的名称搜索养老服务。网站提供了用于居家养老和社区养老的社会服务和医疗服务提供者的名录、联系方式、服务时间和地址等信息。该网站对养老服务的分类也非常细致，包括上门服务、日间中心、院居机构和诊所等。此外，该网站还提供了常用网站链接和热线电话号码。

　　除了"新加坡银页"网，民众还可以登陆新加坡政府网站的 E－Citizen 子网站，通过检索关键词搜索医保制度，长期照护体系的付费、服务种类、收费情况，以及"建国一代配套计划""两癌"筛查（子宫颈癌和乳腺癌）、阿尔茨海默病（老年性痴呆）及病人服务等相关信息。如果老人不会上网，还可拨打热线。

　　而在我国全国老龄工作委员会办公室（简称"老龄办"）的网站上，醒目的是该机构领导人活动的相关图片报道、领导讲话、全国"老有所为"先进典型人物宣传、各地的养老相关新闻和国家的相关政策等。虽然在该网站上有搜索栏，但笔者尝试在搜索栏里搜索"痴呆"，弹出的结果是各种与痴呆相关的新闻，无法快捷、方便地了解老年性痴呆的预防、发现、治疗、照顾等老年人及其照护者关注的关键信息。[20] 国家民政部网站的状况与全国老龄办网站的状况基本类似，虽然也有在线服务专版，但服务内容并不包含养老咨询。笔者在"在线服务"专版搜索栏键入"养老"以后，在按相关度显示的搜索结果里，只有第 1 页有几条养老服务或养老机构的信息。[21] 笔者点击链接后，发现只有山东省某县及陕西省某县的几家养老机构的负责人和电话、服务范围等相关信息，以及延安延长市某养老院的照片，从第 2 页开始就是各种养老相关的新闻报道。可以认为，这两个网站的主要目标读者群是全国老龄办和民政系统的工作人员，而不是需要寻找养老服务的老年人及其照护者。

　　笔者又尝试在省市级政府网站上寻找养老服务。在北京民政网上，在"服务"关键字栏目下选择"老年人"，弹出两条结果，一条是北京市高龄老年人津贴，另一条是北京市 95 周岁及以上老年人补助医疗制度。[22] 在北京市及下属区县的老龄办的网站上，也找不到任何养老服务提供商或提供者的信息，只能看到政府有关助残养老券、老年优待证的文件，而且具体办理资格规定需要到文件中去寻找，此外就是冗长的办理流程说明。

　　我国目前没有专门的养老热线，更没有像新加坡那样的老年性痴呆支持热线、照护者支持热线，只有涵盖结婚、离婚、残疾人事务、殡葬、养老等各种民政服务的民政综合服务热线。但让人欣慰的是，《北京市人民政府关于加快推进养老服务业发展的意见》[23] 提出，要"强化社区服务中心在居家养老服务管理中的引领作用，建设'96156 小帮手'居家养老（助残）管理服务平台，使之成为支持居家养老服务、组织养老服务商进入家庭和社区的集成中心和运行枢纽。"北京、池州、大同、银川等地先后推出了"智慧社区居家养老项目"，老人在家通过固定电话就能享受亲情呼叫、预约挂号、亲朋畅聊、急救以及家政服务等多种服务。[24-26] 厦门市台盟提议为老年人配备健康呼叫业务。[27]

　　对比中国和新加坡两国状况可以发现，新加坡的养老服务信息传播渠道是电话和网络，而中国基本上还是电话主导。第 35 次《中国互联网络发展状况统计报告》显示：截至 2014 年 12 月，中国网民规模达 6.49 亿，中国手机网民规模达 5.57 亿，较 2013 年底增加了 5672 万人。网民中使用手机上网的人群占比由 2013 年的 81.0% 提升至 2014 年的 85.8%，标志着现代社会已经进入了以手机为视听终端、手机上网为平台的第五媒体时代。[28] 随着步入老年阶段人口中上网率的提升，以及智能手机使用率的上升，政府应该考虑如何在以电话为基础的服务上进一步向以网络和智能手机为基础的养老信息服务过渡和发展。

四、适合养老的城市规划建设

为了改善老年人的居住环境，将新加坡建成一个健康老龄化示范城市，2007 年，新加坡政府颁布了《建筑环境可及性法令》和《电梯升级计划》，社区发展部与建房发展局一起将老年活动中心和老年服务中心引入了一居公寓，建筑管理局与建房发展局共同制定了"统一设计指南"。卫生部和经济发展局建立了"健康和康乐项目办"，以促进健康老龄化服务发展和相关场所环境的改善。卫生部的"适合所有年龄人口的城市项目"则关注在居住场所发展社会交往空间，促进邻里友好，增强以社区为基础的照护服务规划和设计，使之更好地融入建筑环境。[29]

在我国，目前只有北京市在《北京市居家养老服务条例》中提出："新建居住区的养老设施，应当与住宅同步规划、同步建设、同步验收、同步交付使用。老旧小区没有养老设施或现有设施未达到配件指标的，所在区、县人民政府应通过购置、置换、租赁等方式配置；社区配建的养老设施出租用于其他用途的，应当收回用于社区养老服务。新建、改建和扩建居住区应当符合国家无障碍设施工程建设标准。规划、住房和城乡建设等部门应当逐步推进老旧小区的坡道、楼梯扶手、电梯等与老人日常生活密切相关的生活服务设施的改造。"该条例于 2015 年 5 月 1 日起施行，效果如何，我们拭目以待。笔者在北京市住房与城乡建设委员会网站上查看了 2015 年 5 月 1 日后公示的 9 个新建项目建设方案，发现只有"朝阳区东坝南区 1105 - 654、656、658 号地二类居住、公建混合住宅、其他公共设施用地（配建限价商品住房）项目"有提及配套的养老院建设。[30] 在小区内老年人的社交方面，北京市体育局群众体育处为全市不少小区新增了乒乓球、棋盘等健身设施。[31] 笔者居住的小区已经安装了一些棋盘桌凳，在天气较好的日子里，不少居民聚在一起下棋、聊天，其中不少都是老年人。

对比两国的实践，我们可以看出，新加坡在"宜老"社区建设方面走在了中国前面。另外，新加坡卫生部门参与了城市规划建设工作。城市规划不仅考虑到了方便老年人活动和行动，还考虑到了维系和促进老年人进行社会交往，既重视老年人的生理健康，又关心他们的心理健康。在"宜老"生活环境建设规划上，我国应该向新加坡学习，应尽早联合卫生、城市规划和住房建设、群众体育等部门，进行小区环境改造，以适应人口老龄化的需求。

五、结论和政策建议

在经济上中国还没有达到新加坡的富裕程度，家户规模比新加坡更小，要实现依托社区的居家养老还面临着许多挑战。虽然我国政府已经颁布了《中国老龄事业发展"十二五"规划》和《中华人民共和国老年人权益保障法》，北京市在国内率先颁布了《北京市居家养老服务条例》，但是，这些规划、法律和条例有很多政策操作细则尚待制定，甚至需要根据执行情况进一步调整。

而新加坡的经验表明，要实现"原地健康老龄化"，单依靠民政部门或卫生部门的力量远远不够，应综合调动住房管理、法律制定、老龄事业等相关部门形成合力。笔者建议，政府应该从法律法规和体制建设入手，同时重视法律法规执行监督，合理安排老年人的居住，提高养老政策和服务的信息知晓率和便捷度，改善老年人的居住和活动环境，促进中国实现健康老龄化。

参考文献

[1] 新加坡统计局. 新加坡统计年鉴2014. [2015-03-21]. http：//www. singstat. gov. sg/publications/publications - and - papers/reference/yearbook - of - statistics - singapore.

[2] 国家统计局. 2014年国民经济和社会发展统计公报. [2015-03-21]. http：//www. stats. gov. cn/tjsj/zxfb/201502/t20150226_685799. html.

[3] 新华网. 《北京市居家养老服务条例》2015年5月1日起施行. [2015-03-21]. http：www. bj. xinhuanet. com/bjzw/2015-02/25/c_1114427983. htm.

[4] 何惜薇. 新加坡5年内试行社区网络落实"原地养老"概念. 中国社会报, 2006-12-11（第006版）.

[5] 陈社英, 王昕, 罗桂芬. 社会政策与社区服务历史回顾：关于就地养老研究之国际视野. 改革与战略, 2015, 2：157-167.

[6] 王诺、张占军等著. 机遇还是挑战？中国积极老龄化道路. 北京：经济科学出版社, 2014：36-37.

[7] 梁燕君. 新加坡家庭养老模式对中国的启示. 同舟共进, 2014, （9）：36-37.

[8] 吕元礼. 新加坡人的家庭理念. 社会, 2002, 11：35-37.

[9] Ansah JP. Matchar DB. Love SR, et al. Simulating the impact of long - term care policy on family eldercare hours. Health Services Research, 2013, 48：2.

[10] 新加坡统计局. 新加坡统计年鉴2014. [2014-03-27]. http：//www. singstat. gov. sg/docs/default - source/default - document - library/publications/publications_and_papers/reference/yearbook_2014/yos2014. pdf.

[11] 黄光星. 加快养老服务体系建设的新加坡经验. 中国社会工作, 2014, （8）：62.

[12] 张盈华, 闫江. 中国养老服务现状、问题与公共政策选择. 当代经济管理, 2015, 01：51-56.

[13] 王跃生. 中国城乡老年人居住的家庭类型研究——基于第六次人口普查数据的分析. 中国人口科学, 2014, 1：20-32, 126.

[14] 新加坡统计局. 新加坡统计年鉴2014. [2015-03-21]. http：//www. singstat. gov. sg/publications/publications - and - papers/reference/yearbook - of - statistics - singapore.

[15] 国家统计局. 人口结构和抚养比. 中国统计年鉴2014. [2015-03-21]. http：//www. stats. gov. cn/tjsj/ndsj/2014/zk/indexch. htm .

[16] 新加坡政府网. Housing schemes formulti - generationfamilies. http：//www. ecitizen. gov. sg/Topics/Pages/Housing - schemes - for - multi - generation - families. aspx♯sthash. 3WaVSvLf. dpuf.

[17] 首都之窗. 子女成婚可单独申请保障房再婚家庭申请不再受时间限制. [2015-06-11] http：//zhengwu. beijing. gov. cn/zdly/t1384581. htm.

[18] 张佳慧. 典型国家养老服务体系//贡森, 葛延风等著. 福利体制和社会政策的国际比较. 中国发展出版社, 2012：429-430.

[19] 新加坡综合照护署. 新加坡银页. [2015-03-23] http：//www. silverpages. sg.

[20] 全国老龄工作委员办公室/中国老龄门户. [2015-04-27] http：//www. cncaprc. gov. cn/utils/search. html? word=％E7％97％B4％E5％91％86&type=Title.

[21] 中华人民共和国民政部网站 [2015-04-2]. http：//search. mca. gov. cn/result/Search. jsp .

[22] 北京民政信息网. [2015-04-2] http：//www. bjmzj. gov. cn/templet/mzj/search_hight_result1. jsp? type=wmfw&title=&key=1&summary=&content=.

[23] 北京市人民政府办公厅. 北京市人民政府关于加快推进养老服务业发展的意见. [2015-04-28] http：//zhengwu. beijing. gov. cn/gzdt/gggs/t1328133. htm.

[24] 新华网北京频道. 北京联通为社区老人推出居家养老服务项目. [2015-04-27]. http：//www. bj. xinhuanet. com/fw/2013—08/15/c_116961070. htm.

[25] 光明网. 我市打造首家智能化居家养老社区. [2015-04-28]. http：//difang. gmw. cn/newspaper/2015-04/20/content_106071437. htm.

［26］中安在线．智慧社区居家养老服务项目建设试水池州．［2015 - 04 - 28］. http：//ah. anhuinews. com/system/2014 - 10/13/006568672. shtml.

［27］东南网．台盟厦门市委提案居家养老可运用移动医疗．［2015 - 04 - 28］. http：//xm. fjsen. com/2015 - 02/08/content _ 15663961. htm.

［28］孙慧英．多重视域下的第五媒体文化研究．北京：北京邮电大学出版社，2010：159.

［29］新加坡政府网．City for All Ages Project.［2015 - 04 - 27］. http：//app. msf. gov. sg/Press - Room/City - for - All - Ages - project.

［30］北京市住房和城乡建设委员会，项目建设方案公示．［2015 - 06 - 11］. http：//www. bjjs. gov. cn/publish/portal0/tab3211/module1667/page2. htm.

［31］北青社区报电子版．下象棋不用带棋盘．［2015 - 06 - 11］. http：//sqb. ynet. com/html/2014 - 06/19/content _ 67052. htm? div＝- 1.

了解我国人口老龄化社会现状，关爱身边老人

沈　萍

人口老龄化是指一个地区或国家老年人口的比重逐渐增加的过程。在人口学中一般把不满15 岁的人口称为"少儿人口"，15～59 岁的人口称为"经济生产人口"，把年满 60 或 65 岁及以上的人口称为"老年人口"。按国际通用标准，60 岁以上人口占社会总人口的 10％以上，或 65岁以上人口占社会总人口的 7％以上，则称为老龄化社会。[1]在老龄化社会中，国际上通常将 60岁以上的老年人大致分为三段：低龄老人为 60～69 岁，中龄老人为 70～79 岁，高龄老人为 80岁以上。[2]

一、我国老龄化社会现状

中国是世界上人口最多的国家，也是世界上老年人口最多的国家。数据显示，自 1980 年以来，我国 60 岁以上老年人口的增长速度年平均为 3％。2010 年第六次人口普查显示：60 岁及以上人口为 1.77 亿，占总人口 13.26％。其中 65 岁及以上人口为 1.18 亿人，占总人口 8.87％。与 2000 年第五次全国人口普查相比，60 岁及以上人口的比重上升了 2.93 个百分点，65 岁及以上人口的比重上升了 1.91 个百分点。根据前文提及的标准，我国于 1999 年就进入了老龄化社会，是较早进入老龄化社会的发展中国家。最近 10 年，我国老龄化的速度加快，每年递增3.4％，快于全国人口递增 1.1％的 2 倍多。[3]据有关专家预测：到 2020 年我国的老年人口将达到 2.48 亿人，老龄化水平将达到 17％，占全世界老龄人口 6.98 亿人的 1/5。也就是说，全世界每 5 个老人中就有一个是中国老人，中国将步入老龄化严重阶段。从 2050 年开始，中国将步入超高老龄化国家行列，65 岁以上的老年人口数量将占我国人口数量的 1/5，达到 3.2 亿以上，将占到世界人口的 1/4。同时，老年人中的高龄化趋势也将会更加明显，到 2040 年，80 岁以上的人口将达到 0.56 亿。[4]老龄化是中国社会人口发展的显著特点。基于这一事实，了解人口老龄化形成的原因、社会特点以及养老模式，对采取有效措施，防患和解决好由于人口老龄化带来的各种社会问题，促进经济和社会持续、稳定、协调发展，实现全面建设小康社会目标有着非常重要的意义。

二、我国人口老龄化形成的原因

人口老龄化是伴随着社会发展和科技发展的一种必然结果，其形成的原因如下：

1. 出生率下降因素的影响

我国人口出生率下降，其主要原因与我国的计划生育政策有关。为了实现人口与经济、社

沈萍，北京大学医学部医学人文学院。

会、资源的协调发展，促进家庭幸福、民主繁荣与社会进步，1973 年以来，我国开始实行计划生育政策。这一政策的实施控制了我国人口增长过快，减轻了因人口增加对社会发展带来的经济压力，使人口出生率大幅度下降。2000 年总和出生率为 2.31％，比 1950 年以来降低了 3.5％。且近 20 多年的人口降低量占 1950 年以来人口的 99％。少年人口及其所占的比重大幅度下降，老年人口的比重则大幅度提升。

2. 经济发展和医疗技术发展的影响

随着经济的快速发展，人民生活的不断改善，人们的生活水平和生活质量不断提高，人口预期寿命也不断延长。1957 年，男性人口和女性人口的平均寿命分别为 55.82 岁和 55.95 岁。1995 年，男性和女性的平均寿命分别上升为 67.36 岁和 71.89 岁。我国少年人口的比重在 1950 年为 33.5％，到 1990 年下降到 27.6％。老龄人口比重在 1950 年为 7.5％，到 1990 年上升到 8.6％。人口老龄化进程也开始加速。此外，由于科学技术的进步，医疗技术也得到了发展，特别是医疗卫生条件有了显著改善，保障了人口的健康水平，延长了寿命，降低了死亡率。

三、我国老龄化社会的特点

与发达国家人口老龄化的过程比较而言，我国人口老龄化社会有其自身的特征。

1. 老年人口规模大，增长速度快

我国是世界上人口老龄化速度最快的国家。与发达国家相比，人口年龄结构从成年型进入老年型，法国用了 115 年，瑞士用了 85 年，美国用了 60 年，英国用了 45 年，最短的日本也用了 25 年，而我国仅用了 18 年。可见，我国人口老龄化的速度十分惊人。

2. 老龄化进程超前于经济发展水平

中国人口老龄化是长期严格控制人口增长的结果，因而老龄化进程超前于经济发展水平。发达国家的老龄化是与经济发展基本同步，伴随着城市化和工业化而产生的，因此，他们具有对老龄化的承受能力。当这些国家的 65 岁及以上老年人口达到 7％时，人均总产值一般在 10 000 美元以上。同时，由于老龄化速度慢，有一段较长的准备和适应时间。而我国进入老龄化时，人均国民生产总值仅为 800 美元，发达国家的人口是"先富后老"，而我国是"未富先老"。即使 21世纪中叶老龄化达到高峰时，人均总产值也只能达到目前中等发达国家的水平。这表明老龄化进程与经济发展不同步的矛盾还将持续较长时间。

3. 老龄化程度分布不均衡

新中国成立以来，随着经济的发展，城市居民的受教育程度、生活水平、生活方式、保健意识和医疗保健水平都高于农村，因而城镇人口的人均寿命也高于农村。另一方面，20 世纪 70 年代，国家计划生育政策在城市得到了较好的贯彻，而农村人口则受传统"不孝有三，无后为大"及"多子多福"等陈旧观念的影响，在计划生育的贯彻上与城镇相比有一定的差距，导致城镇妇女总和生育率较农村以更快的速度下降。这两方面原因导致城镇人口老龄化的进程快于农村。

4. 人口高龄化趋势显著

高龄化社会是指 80 岁以上的老人占 60 岁以上老人的 10％。高龄化是 21 世纪世界人口老龄化的一个重要特征，也是我国人口老龄化的显著特点。1988 年，全世界 80 岁以上人口超过 100万的国家有 9 个，预计到 2025 年将上升到 18 个国家。我国 80 岁以上的老年人正以年均 5.4％左右的速度增长，这个速度超过老年人口的总增速。80 岁以上高龄老人的总数，1977 年为 800 万人，2000 年已达 1000 万人，2010 年上升至 1700 万人，2020 年将增至 27 800 万人。高龄老人是老年人口中最为脆弱的群体，是解决好养老问题的重点和难点。

四、我国的养老模式

21 世纪是人口老龄化的世纪。养老模式是老年人在人生最后阶段，社会对其退休后诸角色所定的理想生活样式。按照支持老年人的抚养主体不同，养老模式主要分为家庭养老、社会养老和自我供养三种模式。

1. 家庭养老

家庭养老是指由家庭为养老提供资金、住所和照料护理的各个方面。居住方式有独居、与配偶居住、与未婚或已婚子女居住等形式。它的特征是分散养老。我国家庭的规模、结构和功能都发生了改变，家庭规模趋向于小型化和核心化，无孩子的"丁克家庭"越来越多，家庭成员大大减少。同时，"空巢家庭"、独居家庭的逐渐增多使家庭养老功能不断削弱。独生子女家庭成为 21 世纪主流核心家庭。目前，我国开始实行计划生育时出生的第一代独生子女已陆续进入婚龄和生育期。"四二一"结构家庭模式开始出现，即由祖父母和外祖父母 4 人、父母 2 人和独生子女 1 人所组成的倒金字塔结构。子女的负担越来越重，单靠家庭养老是难以维持的。

2. 社会养老

社会养老模式是指老年人晚年生活的经济来源和生活服务是由社会提供，如老年人的退休金、医疗费、福利费、救助费和生活照料等方面由社会保障机构、各级政府、企事业单位和社会团体等提供，而不是由家庭提供。居住形式有养老院、敬老院和托老所等。它的特征是集中养老。在西方实行已久而在我国正在推行的养老金社会统筹保险制度只是针对养老的经济保障提出的，它并不能解决养老的生活服务保障问题。从家庭养老发展到社会养老是社会的一大进步，但是当到了人口老龄化社会，并且社会老龄化日益严重时，社会养老又暴露出许多矛盾，如：社会养老服务设施的数量少，增长缓慢；老年人分布中心和养老设施分布不均衡；社会养老服务设施收费高。

3. 自我供养

自我供养是指老年人依靠自己的经济收入，为日常生活提供必要的保障。大多数城镇老年人享有离、退休金，具有基本的物质生活保障，可以实施自我护理，但老年人需要精神上的安慰，一些病残老人还需要临床护理和照顾。随着老年人的年龄增长，自我供养的功能逐渐衰退，老年人自我护理具有不稳定性和阶段性，自我供养因而具有明显的局限性。

五、关爱身边老人

笔者所居住的小区约有 40％为低龄和中龄老人，10％为高龄老人。通过探访和对周边老年人的观察，笔者了解到，大多数老年人的养老方式依照不同年龄段，选用不同的养老方式。

1. 低龄老人与自我供养

一般来说，低龄老人在身体尚可的情况下，多数采用自我供养的生活方式。但在这个年龄段老人如果丧偶，对健在的一方心理上的打击很大，会出现孤独、焦虑和抑郁等负面情绪。如果子女能够多陪伴他们，周围人对他们定期关怀，组织一些有益的活动。随着时间的推移，则老人能从失去配偶的阴影中走出来，过上正常的老年生活。

2．中龄老人与家庭养老

对于中龄的老人，家庭养老是一种很好的方式。在我国，目前绝大多数子女是与老人分开居住的。为了照顾好老人，住得近的子女会定期或不定期到老人家中，帮助料理其所需要的事务。对行动不便的老人，有的还专门请小时工陪他们外出散步，使老人能快乐地安度晚年生活。

3．高龄老人与社会养老

依照高龄老人的身体状况，社会养老是比较合理的养老方式。但是由于受传统观念和习俗的影响，加上我国老龄人口多，可供社会养老的机构少、费用高，所以大多数高龄老人选择家庭养老。笔者接触过几位高龄老人，深感这部分老人的健康状况与中低龄老人不同。他们走路缓慢，手和脑子都不那么灵活。家庭中的煤气、电等容易对他们造成危险。为了安全起见，高龄老人家中最好能有人全天陪护。如果没有人陪伴，最好选用社会养老，把老人送入养老院。由于高龄老人的数量在不断增加，敬老院、托老所的需求会大大增加。

过去，老年人在国家建设、社会发展和子女抚养上做出了巨大贡献，不少老年人在退休后或年老的时候仍然服务于社会，因此，他们理应得到很好的照顾和赡养。敬老、爱老、养老不仅是家庭子女的责任，也是全社会共同的责任，是中华民族的传统美德，应该得到发扬光大。

参考文献

[1] 刘辉．我国老龄化社会养老模式探究．社会观察，2015，（2）：169－170．

[2] 孙文化．老龄化背景下上海低龄老人站点式养老地产研究．城市，2013，（3）：62－67．

[3] 马少彪，马永歆．和谐共生——从中国老龄化社会看伊斯兰的孝理论．西北民族大学学报，2012，（2）：55－60．

[4] 刘波．中国社会老龄化现状及对策思考．知识经济，2013，（17）：54－63．

全球医患关系研究现状分析

张巍巍　李春英

从希波克拉底时代开始，医生与病人之间的关系就一直受到哲学、社会学和文学方面的关注。医患关系的好坏直接决定问诊过程中所获得信息的质量和完整性以及病人对治疗的依从性。有数据表明，在医患沟通中积极提问并参与其中的病人在生物学方面具有较好的生活质量和较高的满意度。[1]本文通过对 Web of Science 核心合集中有关医患关系的期刊论文进行统计分析，研究全球医患关系研究领域的发展趋势，并确定该领域内的重点期刊、研究者以及学科分布，同时利用文献计量学方法及双向聚类分析法确定研究热点，以希望为缓解我国的医患关系紧张提供借鉴与参考。

一、数据来源与方法

1. 数据来源

考虑到医患关系研究内容涉及临床医学、护理学、口腔医学、医院管理、医学伦理学、社会医学、卫生政策、卫生事业管理和医学教育等多个学科，因此，选择包含上述学科的综合性数据库 Web of Science 核心合集（简称 WOS）作为医患关系研究的数据来源。以 TS=（"physician * patient * relation *"）OR TS=（"doctor * patient * relation *"）OR TS=（"professional patient * relation *"）OR TS=（"nurs * patient * relation *"）OR TS=（"dentist * patient * relation *"）OR TS=（"pharmacist * patient * relation *"）为检索词，时间范围为从 1900 年 1 月 1 日至 2014 年 5 月 30 日，共检索到 5259 篇论文。对该库期刊论文进行详细分析。

2. 研究方法与工具

采用文献计量学和双向聚类分析的研究方法，对 WOS 中的"医患关系"期刊论文进行统计分析。使用的分析软件有 BICOMB 2.0、Excel、gCLUTO 1.0。

书目共现分析系统（Bibliographic Item Co - Occurrence Matrix Builder，BICOMB）可对生物医学文献数据库中的书目信息进行快速读取、准确提取字段并归类存储、统计，并生成书目数据的共现矩阵，是生物医学文献文本挖掘的基础工具。[2]

gCLUTO 是由明尼苏达大学的 George Karypis 开发的数据集聚类工具包，广泛用于数据挖掘等领域，可以实现双聚类结果的分析及可视化。[3]

3. 数据处理

将 WOS 中获得的 5259 篇论文导入 BICOMB 中，对作者、年代、作者单位、关键词等内容进行抽取，同时对关键词进行了清洗归并。

张巍巍、李春英，北京大学医学图书馆，研究方向：医学信息学。

医患关系不仅包括医生和病人之间的关系，还包括医疗行业其他从业人员，如护士、口腔医生和药剂师等与病人之间的关系。鉴于上述原因，将 "dentist - patient relationships" "nurse - patient relationship" 等关键词统一归并为 "professional - patient relations"。按照上述原则将其他关键词进行了归并。归并后共得到 7273 个关键词，然后以高频关键词与论文编号为对象，生成词篇矩阵，再利用 gCLUTO 软件进行双向聚类分析，选择聚类方法为重复二分法，相似性计算采用余弦函数，聚类标准函数为 I_2。

二、研究结果与分析

1. 时间分布

WOS 数据库中 5259 篇论文的发表时间分布如图 1 所示。从文献角度发现全球医患关系研究分为三个阶段，1946—1972 年为第一阶段（萌芽阶段），年均发文量在 10 篇以下；1973—1990 年为第二阶段（初级阶段），年均发文量为 10～20 篇；1991 年至今为第三阶段（快速发展阶段），年均发文量为 100～350 篇。

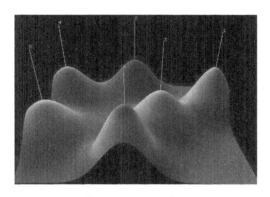

图 1　WOS 数据库医患关系研究期刊论文的时间分布

2. 国别分布

通过论文的国别统计，并按照实际情况进行适当合并，如将苏格兰、英格兰和北爱尔兰合并为英国，发文数量排在前 15 位的国家如表 1 所示。医患关系研究主要集中在美国、英国、德国、加拿大和澳大利亚，其中美国的发文量最多。我国大陆地区排在第 17 位。

表 1　医患关系论文国别统计（前 30 位）

序号	国别	发文总量（篇）
1	美国	1107
2	英国	510
3	德国	322
4	加拿大	220
5	澳大利亚	209
6	挪威	85

序号	国别	发文总量（篇）
7	瑞士	82
8	瑞典	81
9	西班牙	70
10	以色列	63
11	新西兰	46
12	智利	36
13	日本	35
14	比利时	30
15	芬兰	29

3. 作者分析

第一作者统计结果显示，医患关系研究共有 4484 位作者。发文数量排在前 10 位的作者如表 2 所示，均为外国籍作者。

表 2　医患关系研究作者统计（前 10 位）

作者姓名	作者单位	发文数量
R. Wright	SUVY Binghamton，Binghamton，USA	17
P. Haidet	Vet Affairs Med Ctr，Houston，USA	10
RM. Epstein	University of Rochester，USA	9
HP. Rodriguez	Tufts University，USA	8
MA. Hillen	University of Amsterdam，Netherlands	7
C. May	Newcastle University，UK	7
J. Schildmann	Ruhr University Bochum，Germany	6
DH. Thom	Stanford University，USA	6
E. Murray	University College London，UK	6
M. Crowe	University of Otago，New Zealand	6

4. 期刊来源分析

全球医患关系研究相关论文共发表在 1330 种期刊上，其中收录文献量排在前 10 位的期刊见表 3。同时也查到了期刊影响因子。其中有 8 种期刊都排在对应研究领域内的 Q1 区，说明这 10 种期刊是全球医患关系研究论文中的重要出版物。

表 3　医患关系研究来源期刊统计（前 10 位）

期刊名称	收录文献量	影响因子（2013 年）	JCR 分区
Patient Education and Counseling	189	2.598	Q1
Medical Education	172	3.617	Q1
Journal of General Internal Medicine	132	3.423	Q1
Social Science & Medicine	115	2.558	Q1
Journal of Family Practice	100	0.735	Q3
Family Practice	97	1.842	Q2
British Journal of General Practice	93	2.356	Q1
Journal of Advanced Nursing	81	1.685	Q1
Annals of Family Medicine	75	4.570	Q1
Journal of Medical Ethics	61	1.691	Q1

5. 关键词聚类分析

（1）关键词词篇共现矩阵：根据关键词的出现频次、百分比和累计百分比，选取出现频次 30 次以内的 36 个关键词，生成词篇共现矩阵，见表 4。

表 4　医患关系研究高频关键词

关键词	出现频次	百分比（%）	累计百分比（%）	关键词	出现频次	百分比（%）	累计百分比（%）
professional-patient relations	2364	13.30	13.30	general practice	63	0.35	27.65
communication	560	3.15	16.45	health education	58	0.33	27.97
medical education	275	1.55	17.99	depression	55	0.31	28.28
medical ethics	230	1.29	19.29	clinical competence	52	0.29	28.57
decision making	188	1.06	20.34	trust	51	0.29	28.86
patient satisfaction	169	0.95	21.29	ethics	50	0.28	29.14
primary care	143	0.80	22.10	nursing	45	0.25	29.39
qualitative research	140	0.79	22.89	autonomy	43	0.24	29.64
attitude	112	0.63	23.52	care	40	0.23	29.86
internet	83	0.47	23.98	palliative care	40	0.23	30.09
patient centered care	79	0.44	24.43	adherence	36	0.20	30.29
family practice	78	0.44	24.87	quality of life	35	0.20	30.49
cancer	75	0.42	25.29	breast cancer	33	0.19	30.67
compliance	74	0.42	25.70	questionnaires	33	0.19	30.86
informed consent	74	0.42	26.12	quality of health care	33	0.19	31.04
patient participation	72	0.41	26.53	diagnosis	32	0.18	31.22
professional	71	0.40	26.93	bioethics	31	0.17	31.40
empathy	65	0.37	27.29	delivery of health care	30	0.17	31.57

（2）关键词词篇双向聚类分析：将 36 个高频关键词与 4452 篇论文的词篇共现矩阵导入 gCLUTO 软件中，分别获得双向聚类相似性指标与描述性指标的结果。

聚类结果主要依据相似性指标进行判定。经过 4～10 个类的聚类效果测试，依据类内平均相似度（ISim，表示类间的紧密程度）尽量高、类间平均相似度（ESim，表示类间的离散程度）尽量低、类内平均相似度标准差（ISdev，表示同一类中各个对象间的分散程度）尽量低、类间平均相似度标准差（ESdev，表示不同类的对象间离散程度）尽量高的原则，经对比发现 6 个类聚类效果最佳（表 5）。

表 5 医患关系研究 gCLUTO 6 个聚类的参数

类群 （Cluster）	对象数量 （Size）	类内平均 相似度（ISim）	类内平均相似度 标准差（ISdev）	类间平均 相似度（ESim）	类间平均相似度 标准差（ESdev）
0	6	0.293	0.047	0.041	0.040
1	5	0.252	0.027	0.015	0.010
2	6	0.201	0.004	0.016	0.004
3	6	0.203	0.018	0.023	0.012
4	6	0.196	0.009	0.016	0.008
5	7	0.199	0.016	0.023	0.007

gCLUTO 软件生成的山丘图能够更清晰地观察聚类之间的相对相似度、聚类大小、内部相似度以及内部偏离，如图 2 所示。每个峰形的峰形为高斯曲线，山丘图中各聚类的峰高与聚类的内部相似度成正比，峰体积与聚类内的元素数量成正比。山峰顶端的颜色与聚类的内部偏离成正比，红色表示低偏离，蓝色表示高偏离。结合山丘图和各个聚类中的参数，发现聚成的 6 个类别中 0 类的聚类效果最好，第 2 类和第 4 类的聚类效果相对较差。通过分析各个类团中的高频关键词和代表论文确定各类团，并归纳总结出医患关系研究主要集中在以下几个方面：

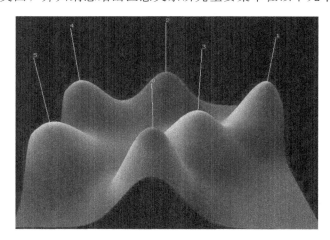

图 2 高频关键词词篇共现矩阵聚类分析山丘图（注：图中数字是聚类号）

①从心理学角度进行医患关系的研究：第 0 类山丘顶端为红色，高频关键词有 6 个，分别为 attitude、empathy、clinical competence、medical education、communication、professional-patient relations。医患关系高频关键词出现在该类中，说明该类别是国外医患关系研究的重点。结合该类的代表性论文，总结出该类文献主要研究医务人员态度、临床能力以及同理心对医患关系

的影响。其中同理心被美国医学院学会（American Association of Medical Colleges，AAMC）作为基本学习目标。从病人的角度，它能够显著影响病人满意度以及对医务人员医疗建议的依从性；而从医务工作者的角度，它能够影响其对待病人的态度，从而影响临床结局。[4]

②从伦理学角度进行医患关系研究：第1类高频关键词有5个，分别为 informed consent、medical ethics、autonomy、bioethics 和 ethics。结合代表文献进行分析，知情同意是一种公认的医疗专业人员的法律义务。而有关知情同意的法条中涉及的法律的主要目的是为了确保医疗援助的合法性，以及反映需要药物和（或）手术治疗的个体病人的自主权。[5]特别是在目前大规模新药临床试验的背景下，医务人员同时扮演保健服务提供者和研究者的双重角色，能否将伦理学原则应用到具体的医疗实践中也是当前研究的热点问题。

③从弱势群体的角度进行医患关系研究：第2类的高频关键词有6个，分别为 care、nursing、professional、breast cancer、internet 和 health education。从代表论文的具体研究内容来看，这类文献是特殊人群病人的医患关系研究，人群多样性可能是引起该类较高内部偏离的主要原因。

第4类的高频关键词有6个，分别为 compliance、adherence、depression、diagnosis、general practice 和 quantitative research。代表文献主要为抑郁病人中的医患关系以及病人依从性与医疗诊断和医疗实践的定量研究。从山丘图中也可以看出，第4类和第2类之间两个山丘的分离度较差，因此，基本上可以将第4类与第2类归为一个大类。

④从姑息治疗的癌症病人角度进行医患关系研究：第3类的高频关键词有6个，分别为 decision making、patient participation、quality of life、cancer、palliative care 和 trust。结合该类中的6个高频关键词及代表文献探讨了进行姑息治疗的医务人员需要处理复杂的疼痛和非疼痛性症状，并为病人及其家属提供心理上和精神上的支持。此外，还需要就进一步治疗与病人进行沟通，帮助病人进行决策。而决策过程中的病人参与程度也是医患关系的重要影响因素。[6]

⑤从公共卫生预防保健角度进行医患关系研究：第5类中的高频关键词有7个，分别为 delivery of health care、quality of health care、primary care、patient centered care、patient satisfaction 和 questionnaires。代表性论文主要讨论卫生保健质量、家庭保健、初级保健以及以病人为中心的保健在医患关系中扮演的角色。病人保健是医疗过程中的一个重要环节。保健人员与病人的语言沟通和行为举止等都会影响其与病人之间的关系。如何在各级保健工作中提高质量，做到以病人为中心的保健，也是医患关系研究中的一个重要方面。

三、讨论

国外医患关系的论文主要来自于欧美等发达国家。以美国为例，其医疗保健制度主要由商业性健康保险、社会性健康保险和社会福利性健康保险等多种健康保险组成，而政府财政主要用于保障弱势群体，主要分为医疗救助制度（medicaid system）和医疗照顾制度（medicare system）。在这种医疗保障制度的模式下，很多参保的个人或家庭都通过家庭医生获得医疗服务。[7]

1. 欧美等发达国家医患矛盾的主要原因

根据文献报道，[8]欧美等发达国家医疗体制下存在医患矛盾的主要原因为：

（1）医患沟通不畅：由于病人的数量庞大和大量的行政负担以及以记账为目的文档负担，医生会太过忙碌，不断地重复某一个问题，真正留给予病人的沟通时间极少，不能够聆听病人的主诉。

（2）保险制度引发的医患摩擦：保险提供商的各项要求和限制也是引起医患之间发生摩擦的主要因素之一。繁复的保险政策使病人感到迷惑。当病人发现某项服务不在保险范围内时，可能会要求医生修改诊断报告。而出于职业道德，医生不可能与病人一起骗保，因此，某些病人会误解医生是在为保险公司服务。这种误解经常迫使医生处于夹在保险公司和病人之间的两难境地。

（3）病人获取医学信息的途径增加：在信息高度发达的现代社会，病人可以通过网络和大众媒体等途径获取大量与健康和医学相关的信息。这些信息的准确性和个体适用性都不能得到保证。病人就诊时，可能会因为这些信息要求医生开具某些不必要的检查和治疗，从而引起医患关系紧张。

上述原因归根结底为医患之间的信任度不高。根据国际社会调查项目（International Social Survey Programme，ISSP）2011—2013 年的一项调查显示，被调查的 29 个发达国家中，75％以上的病人认为可以信赖医生的国家仅有 7 个，为瑞士、丹麦、荷兰、英国、芬兰、法国和土耳其，而在美国，仅有 58％的病人认为他们的医生值得信赖。[11]

2. 缓解医患关系矛盾的主要应对措施

针对上述原因，并结合本文聚类分析的结果和文献报道，国外医患关系研究中缓解医患矛盾的主要应对措施如下：

（1）从心理学角度加强医患沟通：良好的沟通始终是医学的核心。在医疗咨询过程中，病人具有双重需求：需要知道和理解，以及感觉到被知道和被理解，这两种同时出现的需求可以大致视为对信息的需求和对同理心的需求。可以通过向病人解释检查结果、治疗意见或预后情况以满足病人对信息的需求，通过语言（如反复确证）和非语言（眼神交流）等同理心行为满足病人对被理解的需求。[9]

（2）从伦理学角度保障病人的权益：医学是不断发展的，在历史上，曾出现过由于医学的不完善而使大量病人付出了生命和健康的代价。从医生的角度，需要对病人保持诚实和诚信，并尊重病人。在医疗实践中应从多个角度践行医学伦理。首先，医生应保持"仁"，不仅要治愈或缓解病人的病情，同时还需要帮助并安抚病人；从人权的角度保证病人公平；关注儿童等弱势群体的权益；保障病人的知情同意权，并在客观因素允许的情况下让病人及其家属参与决策制订。[10]

四、结论

国外的医患关系研究基本已经脱离了医疗保障和医疗资源分配的问题，更多的是在心理和伦理学等层面研究如何进一步提升医疗服务及对弱势群体的关注，以及从预防保健的角度对医患关系进行探讨。说明国外的医患关系研究更深入、更细化，这些都是国内学者值得借鉴的方面。

本文仅利用 WOS 核心合集数据库的期刊论文进行分析，并非对该领域文献的全面揭示，并且本文的分析结果受到分析工具的限制，得出有限的分析结果，很多内容有待于深入研究完善。

参考文献

[1] Dorr GS，Lipkin，MJ，The doctor‐patient relationship：Challenges，opportunities，and strategies. J Gen Intern Med，1999，14 Suppl 1：S26‐33.

[2] 崔雷，刘伟，闫雷等. 文献数据库中书目信息共现挖掘系统的开发. 现代图书情报技术，2008（8）：70‐75.

［3］Karypis Lab. gCLUTO Graphical Clustering Toolkit，［2014 - 12 - 10］. http：//glaros. dtc. umn. edu/gk-home/cluto/gcluto/overview.

［4］Stepien KA，Baernstein A. Educating for empathy. A review. J Gen Intern Med，2006，21（5）：524 - 30.

［5］Rathor MY，Kani MFA，Shah AM，et al. Informed consent：A socio - legal study. Med J Malaysia，2011，66（5）：423 - 428

［6］Belanger E，Rodriguez. Groleau，D. Shared decision - making in palliative care：a systematic mixed studies review using narrative synthesis. Palliat Med，2011，25（3）：242 - 261.

［7］胡姮. 美国医疗卫生服务考察有感. 北京人大，2011，20（09）：52 - 54.

［8］Bendix J，Can the doctor - patient relationship survive? Med Econ，2013，90（23）：19 - 23.

［9］van Vliet LM，Epstein AS. Current state of the art and science of patient - clinician communication in progressive disease：Patients need to know and need to feel known. J Clin Oncol，2014，32（31）：3474 - 3478.

［10］Hansen TW. Advanced clinical medicine requires advanced clinical ethics. Neonatology，2012，101（1）：8 - 12.

［11］Blendon RJ. Benson JM，Hero，JO. Public trust in physicians——U. S. medicine in international perspective. N Engl J Med，2014，371（17）：1570 - 1572.

执行主编按：以开放的心态、可感触的文字、字里行间的阅读，凝思悟想，感受医学社会学经典。本栏目为读者呈现了五篇读书报告。相关作者对《病隙碎笔》《临床医学的诞生》《大国卫生之论：农村卫生枢纽与农民选择》《个性化健康管理：人类"第三大计划"中国进行时》和《蛙》等经典著作进行了阅读。每一位读书报告人都有感而发，使人在循序而渐进、熟读而静思中体会到读书的重要性。

灵魂的超越——读史铁生《病隙碎笔》有感

李　菡

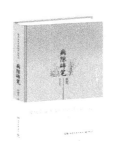

史铁生走了，走在 60 岁生日之前，但是中国当代文坛因史铁生的出现而呈现出一种完全不同的气象，中国图书的世界因为有了史铁生的系列作品而受到了强烈的震撼。

华语文学传媒大奖 2002 年度杰出成就奖授奖词是这样评价的："史铁生是当代中国最令人敬佩的作家之一。他的写作与他的生命完全同构在了一起。在自己的'写作之夜'，史铁生用残缺的身体，说出了最为健全而丰满的思想。他体验到的是生命的苦难，表达出的却是存在的明朗和欢乐。他的睿智和言辞，照亮的反而是我们日益幽暗的内心。他的《病隙碎笔》作为 2002 年度中国文学最为重要的收获，一如既往地思考着生与死、残缺与爱情、苦难与信仰、写作与艺术等重大问题，并解答了'我'如何在场、如何活出意义来这些普遍性的精神难题。当多数作家在消费主义时代里放弃了面对人的基本状况时，史铁生却居住在自己的内心，仍旧苦苦追索人之为人的价值和光辉，仍旧坚定地向存在的荒凉地带进发，坚定地与未明事物做斗争。这种勇气和执着深深地唤起了我们对自身所处境遇的警醒和关怀。"[1]

史铁生 1951 年生于北京，是属于该上学时赶上文化大革命，该工作时赶上上山下乡，该结婚时赶上计划生育的老三届。更不幸的是，1969 年去延安插队的他在下乡的三年后出现双腿瘫痪。回到北京后，他所受的苦难并没有停止，肾衰竭导致的尿毒症又将他推向了无尽的血液透析。在这重重的苦难中，他觉得自己天生就是为了生病才来到这个世界的，因而回答记者的问话时他调侃地说自己的职业就是"生病，业余写一点东西。"[2] 但是，他写的这"一点东西"的精神价值是根本无法用数量衡量的，并且对他的这"一点东西"精神价值的衡量标准也不能采用世俗价值的尺度，而只能以一种超越世俗、时间和生命的终极价值尺度加以衡量。因为史铁生每写出的一行字都是以他的生命作为代价。在他的《病隙碎笔》的作品中凝聚着他对生与死、残疾与爱情、世俗与信仰思索的结晶，连接这些断片的是文字后面的一个共同意向：对生命的意义与价值的苦苦追问。

尿毒症病人只要两天不透析，血液中的非蛋白氮和肌酐等毒素就会使他的头脑昏昏沉沉，难

李菡，北京大学医学人文研究院应用语言学系教授。

以进行正常的思考和创作。因此，史铁生只能在刚刚做完血液透析后体力和精神处于最佳状态时开始创作，因而毫不夸张地说，他的作品是用他的生命创作出来的呕心沥血之作。史铁生是这样的一个作者。他在生存的边缘和苦难的缝隙中采集思想的花朵，并通过痛苦的思索从中提炼出花魂，再将提炼出来的花魂化为文字，为饥渴的灵魂送去缕缕安慰和希望的馨香。在史铁生的作品中蕴含着一种饱经磨难后的信心和力量。这种信心和力量从痛苦和苦难的深渊中缓缓升起，并与一个超然的神性维度联系在一起。正如维特根斯坦所言："世界的意义注定是在世界之外。"[3]同样，对史铁生而言，对痛苦、磨难和生命意义的理解也不能从痛苦、磨难及生命本身中去寻找。只有超越苦难和生命，并站在永恒的立场上反观它们，在生命过程中曾经承受的一切痛苦和磨难才能在终极视野中呈现出意义和价值。在《病隙碎笔》中，终极意义和价值始终是史铁生思考命运、苦难和人生问题的一个不可缺少的维度。正是在对苦难的理性追问的尽头，信仰和希望才能显示出超越现实的巨大力量。也正是在这个意义上，史铁生可以称得上是一个当今文坛上具有强烈宗教感的作家。

史铁生的《病隙碎笔》是一个由充满病痛与折磨的思考断片构成的传奇故事，但是在这个故事中，与读者相遇的是一颗饱经苦难和磨炼后依然坦然而欣然的灵魂。这颗灵魂虽然被束缚在病弱的肉体和有限的轮椅的狭小空间中，却以人生中无法避免的病痛和苦难经历为经线，以一种超越的视野缓慢而从容地编织出一幅超越命运、苦难和生命的壮丽画面，使我们看到了在人生旅途中一颗饱经沧桑的灵魂在磨难和痛苦的尽头对上帝、灵魂和意义的不断追问。这种追问把我们引向对生命本身以及生命的意义、价值和终极关怀的关注，使我们在物欲横流、商品化的社会大潮中重新对这些问题加以思考。尽管对意义和价值的追问和思考并不一定能提供一个满意的答案，但正是在对这些问题的不断思索和追问中，灵魂找到了自己的家园，从而在人生的痛苦中不再孤独。灵魂凭借信仰产生了希望，而灵魂因此在坚定的信仰和希望中超越了苦难，超越了现实，也超越了生死。

一、超越苦难

在病痛的折磨和人生绝望的边缘，自杀的念头曾无数次涌上史铁生的心头，然而萦绕在他心头的是一种现世意义上的生命价值观。他在不幸的命运中不断思索和追寻生命的意义，在内心一遍遍地问自己：当生命中的美、意义和力量都消失殆尽的时候，到底还有没有再活下去的必要？冥冥之中他似乎得到了一个答案：既然死亡是生命中不可避免的结局，那么死亡到来得早一天或晚一天就成了顺其自然的事情，没有必要用自己的双手使它早一天到来。更为可取的生命态度是，不如在生与死的过程中认真思考一些生命的基本问题，把生命当作一次不知目的的旅程。虽然在这个旅程中，有的人有着令人愉快和羡慕的经历，但是还有另外一些人充满了病痛的折磨和痛苦。

由于我们无法看透上帝的秘密，因而也无法猜测他对每一个人命运的安排。而按照世俗的价值标准，受到病痛折磨的人是不幸的，他们的命运是凄惨和悲凉的。然而灵魂正是在痛苦和磨难中被碾成了碎片之后才能够达到真正意义上的完整和美丽。在《圣经》中，或许正是因为苦难才使约伯领悟了苦难是世界上存在的一种方式，也因而接受了自己的苦难："上帝把他伟大的创造指给约伯看。意思是说：这就是你要接受的全部，威力无比的现实，这就是你不能从中单单拿掉苦难的整个世界！约伯于是醒悟。"[4]这里，约伯的醒悟正是史铁生自己的醒悟，是他在说服自己后对自己苦难命运的一种正视和接受，既然命运"这一出人间喜剧需要各种各样的角色，你只能是其中之一，不可以随意调换。"[5]这样，无论是在延安插队时双腿的瘫痪，还是躺在透析室的床上看着鲜红的血液从身体中流出来又流回身体里去，在史铁生看来，这一切都成了自己命运中必须承受的现实，一种人力无法避免的苦难。

史铁生终于明白这种苦难与上帝无关，与他人的命运无关。从苦难中生出的信仰来自对神性维度的绝对信赖。正是相信绝对的神性维度的存在，任何现实中的种种苦难和价值才因此成为暂时和相对性的；也正是相信绝对的神圣维度的存在，人们才不会由于社会价值尺度和人类理想的改变而使灵魂无所皈依。史铁生正是怀着对神圣维度了不起的信心和无限的希望才度过了命运中的苦难并完成了文学创作和生命创作的。有谁说史铁生的生命不是一个美丽的创作呢？他化苦难为神奇，用文字和生命表明生命的意义和价值绝不仅仅限于肉体，肉体的残缺和病痛的折磨丝毫无损于灵魂的完整与坚强，反而能够更加衬托出灵魂的完美与崇高，正是在不断地对肉体和命运的超越中，灵魂向着她的家园升跃。在纯文学创作似乎变得不再可能的今天，代替纯文学的是商业化、大众化的廉价文学快餐。在一片削平深度、抹去意义的喧嚣声中，史铁生对现实、生命、意义和价值的思索为我们带来了一泓清泉。文字的力量使他超越了自己的病痛、苦难和生存空间，在中国文坛上发出了灵魂探索的心声。这就像一道天籁之音，冥冥中提醒着人的灵魂不要在世俗化的精神荒原中迷失了自己的方向。虽然史铁生的双腿失去了功能，他被病体和残疾禁锢在了轮椅上，他却用一颗完整而美丽的灵魂为这个世界献出了发自心底最美的文字。

二、超越现实

在《病隙碎笔》中，史铁生认为人世间有两种力量能够使自己超越现实的生活，在世俗世界中就能够得到天堂般的宗教体验，这两种力量一个是文学写作，另一个是爱。

史铁生以严肃的神学思考和强烈的宗教意识思考人生和社会问题，这使他的作品具有一种超越现实的反思力量。"大家都生活在生活里，这样的真实如果够了，那还要文学干嘛？"[6]生活在生活里是当今大多数人的活法。生活太现实了，房子、票子、车子，哪样也少不了，但是人如果只需要物质上的满足就足够了的话，我们又该如何和用什么来安顿自己的灵魂呢？史铁生问自己的问题也是我们应该询问自己的问题。文学创作在史铁生的眼里绝不是一种消遣、手段，或获取名誉、地位、权利和财富的工具。在史铁生的心中，文学具有一种神圣的地位，他所定义的为文学的东西也不是传统意义上被确定为文学的传统。史铁生心目中的文学，"则是跟随着灵魂，跟随着灵魂于固有的文学之外所遭遇的迷茫——既是于固有的文学之外，那就不如叫写作吧。前者常会在部分的知识中沾沾自喜。后者呢，原是由于那辽阔的神秘之呼唤与折磨，所以用笔、用思、用悟去寻找存在的真相。但这样的寻找孰料竟然没有尽头，竟然终归'知不知'，所以它没理由洋洋自得，其归处唯有谦恭与敬畏，唯有对无边的困境说'是'，并以爱的祈祷把灵魂解救出肉身的限定。"[7]

由此可见，在现实的生活中被史铁生定义为文学的东西就是一种灵魂的不断追问和探询，是与超出于世俗生活中的那个神秘呼唤的一次心灵之约，是神圣与世俗相遇的瞬间带来的生命体验，以及用文字把那个神秘呼唤带给灵魂的震撼、启迪和感悟记载下来的创作实践。由于这样的追问和探询是伴随着生命的整个过程，因此，在生命的旅途中文学和写作永远不能得到一个确定的终极答案。然而正是在这个对无限的神秘呼唤心怀敬畏和谦卑的追问和探询中，从事写作的文学家一步步接近了那个神圣的秘密，却永远不能完全解开那个秘密，因为那个神秘的呼唤是从超越历史和世俗的时空限定的另一个领域中发出的。作为受到肉身限制的人，我们只能在现实中听到神秘呼唤的模糊回响。对于史铁生来说，他满怀敬畏，谦恭地把握和临摹下来那个神秘的呼唤给他的灵魂带来的感悟和震撼，并用文字把它传达给更多的人，这就已经足够了。在写作中，史铁生忘记了自己的病痛，忘记了肉体对自己的束缚和折磨。他从现实的狭小空间中超脱出来，为心灵插上文学的翅膀，在无限的时空中遨游、感悟和创作，进行了一次次超越现实的灵魂之旅。正是在这个意义上，史铁生认为写作对他来说是与爱同等重要的事，是使他的生命充满意义和价值的事。

除了文学和写作，另外一个使史铁生能够超越现实生活的重要力量是爱。史铁生认为，爱情从根本上来说是一种理想或信仰。"对于现实，它常常是脆弱的——比如人们常问艺术：这玩意儿能顶饭吃？——明智而强悍的现实很可能会泯灭它。但就灵魂的期待而言，它强大并且坚韧，胜败之事从不属于它……"[8]如同性是一种爱的表达方式但绝不等同于爱一样，真正的爱也与一切世俗的价值无关，人世间的青春、美貌、地位、学识和金钱都不能保证人能够得到宝贵的爱情。那么到底什么是史铁生认同的爱呢？史铁生认为爱是一种灵魂的期待，是一个寂寞的灵魂向另外一个同样寂寞的灵魂发出的消息，是灵魂自由的团聚；而且，爱更是在孤独的人生中一种发自内心的心愿。史铁生无意中讲述的小故事深深地打动了我。那是史铁生的妻子从英文译成中文的一个故事：战争结束后，一个年轻的号手回到家乡，却得知他日夜思念的未婚妻成了别人的新娘。痛苦中，他只有用凄婉悲凉的号声来宣泄他的痛苦。国王也很同情他。史铁生的妻子将心愿隐藏在后面的叙述中："国王于是请国人都来听着号手讲他自己的故事，并听那号声中的哀伤。日复一日，年轻人不断地讲，人们不断地听。只要那号声一响，人们便来围拢他，默默地听。这样，不知从什么时候起，他的号声已不再低沉、凄凉，已不知从什么时候起，开始变得欢快、嘹亮，变得生气勃勃了。"[9]史铁生被这个故事感动地热泪盈眶。这个简单的故事中包含了太多的希望、信心、鼓励和关爱。

由于史铁生与号手有着相似的命运，妻子通过这个故事暗示他也可以将生活中的痛苦和悲伤转化为欢快、嘹亮和生气勃勃的文字。这个故事所承载的充满了爱的理解和浓浓的心意感动和滋润了史铁生的生命。正是写作和爱的双重力量使他能够超越现实中的苦难，从而对文学和爱有着一种不同于常人的领悟和理解。比起史铁生，我们又有多少人能够这样看待文学与爱情呢？

三、超越生死

瘫痪的限制、病痛的折磨、失业以及常人难以想象的种种困难不止一次把史铁生推到了死亡的边缘，使他面对死亡、思考死亡，从而更深地了解了人生和生命的意义。这种在绝望的边缘得到的大彻大悟是史铁生凭借信仰和希望获得的一种恩惠。信仰的恩惠所能给予人们的不是一种没有苦难和折磨的生活，而是在苦难的极致处、绝望的深渊中都怀有的不可磨灭的希望。正是由于这种希望，人才能够勇敢地面对苦难、面对死亡。"人不可以逃避苦难，亦不可以放弃希望——恰是在这样的意义上。上帝存在。"[10]那么希望又是什么？希望是建立在灵魂不死的猜想之上的。既然是猜想，就没有科学事实作为根据，而只能建立在信仰上。科学和信仰从产生的那一天起就属于两个完全不同的领域。正如科学不能证明上帝存在一样，科学也无法证明上帝不存在。史铁生确信："只有一句话是他的保佑：'看不见而信的人是有福的。'"[11]正是有了这个不是因为看见了才肯相信的信仰，史铁生用心眼而不是用肉眼领受了信仰的恩惠，从此感悟了"生命的意义本不在向外的寻取，而在向内的建立。那意义本非与生俱来，生理的人无缘与之相遇。那意义由精神所提出，也由精神去实现，那便是神性对人性的要求。"[12]这样，在对生和死的苦苦思考和询问中，使史铁生在命运的痛击下趋于毁灭的生命意义重新获得了恢复，使在虚无缥缈的人世间无常的生命价值重新获得了认可，使束缚于有限生命的人的灵魂在冥冥之中重新找到了方向。

参考文献

[1] 史铁生. 病隙碎笔. 西安：陕西师范大学出版社，2002，2：219.

[2] 史铁生. 病隙碎笔. 西安：陕西师范大学出版社，2002：3.

[3] ［德］维特根斯坦. 逻辑哲学论. 郭英译. 北京：商务印书馆，1985：94.

[4] 史铁生. 病隙碎笔. 西安：陕西师范大学出版社，2002：5.

[5] 史铁生. 病隙碎笔. 西安：陕西师范大学出版社，2002：2.

[6] 史铁生. 病隙碎笔. 西安：陕西师范大学出版社，2002：12.

[7] 史铁生. 病隙碎笔. 西安：陕西师范大学出版社，2002：201.

[8] 史铁生. 病隙碎笔. 西安：陕西师范大学出版社，2002：184.

[9] 史铁生. 病隙碎笔. 西安：陕西师范大学出版社，2002：136.

[10] 史铁生. 病隙碎笔. 西安：陕西师范大学出版社，2002：9.

[11] 史铁生. 病隙碎笔. 西安：陕西师范大学出版社，2002：98.

[12] 史铁生. 病隙碎笔. 西安：陕西师范大学出版社，2002：96.

《临床医学的诞生》读书报告

王晓蕊

《临床医学的诞生》（*The Birth of the Clinic*）的作者米歇尔·福柯（Michel Foucault，1926—1984）出生于法国维埃纳省省会普瓦捷一个富裕的医生家庭，并毕业于以培养精英而著称的法国巴黎高等师范学校。福柯性格孤僻，青年时期即有同性恋倾向，并曾尝试过自杀。1950 年福柯加入法国共产党，但不久就退出。福柯曾任里尔大学助教、瑞典乌普萨拉大学法语教师、波兰华沙大学法国文化中心主任、突尼斯大学哲学教授，1972 年就任法兰西学院思想体系史教授，直至去世。在从事学术研究的同时，福柯还积极参与法国、西班牙、伊朗和波兰的社会政治活动。在私人生活上，福柯追求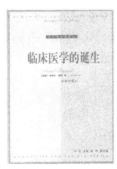
"极限体验"，热衷于同性恋活动，1984 年死于艾滋病。福柯对精神病学、疯癫史、性、临床医学等人文科学进行了广泛而卓越的研究，是一名哲学家和"思想系统的历史学家"。

福柯的主要著作包括《精神病与人格》（1954）、《古典时代疯狂史》（《疯癫与文明》，1961）、《康德人类学的诞生及其结构》（1961）、《临床医学的诞生》（又译为《诊疗所的诞生：医疗望诊的考古学》，1963）、《雷蒙·鲁塞尔》（1963）、《词与物》（1966）、《知识考古学》（1969）、《规训与惩罚》（1975）及《性史》（第一卷《认知的意志》，1976；第二卷《快感的享用》，1984；第三卷《关注自我》，1984）等。

一、阅读本书的原因

福柯是一位富有魅力的学者，是后结构主义大师。由于对于福柯本人及其思想的好奇，在王红漫老师的推荐下，我选择拜读了他的著作——《临床医学的诞生》。

二、本书内容简介及所用资料概述

《临床医学的诞生》是米歇尔·福柯的一部医学史研究专著，主要研究的是 18 世纪末 19 世纪初现代医学即临床医学诞生的历史。它是一部关于空间、语言和死亡的著作。[1] 作者以 18、19 世纪众多著名的临床医学家的著作和各种相关领域的文献为依据，从历史和批评的角度研究了医学实践的可能性和条件，描绘了医学科学从对传统医学理论的绝对相信转向对实证观察的信赖，从封闭式的治疗转向开放式的治疗，从而导致在临床诊断中症候、症状、言语、病人、病体和环境等一系列因素及其相互关系进行重新组合，以及对医学认识的深刻改造这样一个完整的过程。

本书分为前言、正文和结论。其中正文分为十章，分别为空间与分类、政治意识、自由场域、临床医学的昔日凄凉、医院的教训、症候与病例、看与知、解剖一些尸体、可见的不可见物

王晓蕊，北京大学医学人文研究院社会学博士研究生。

以及热病的危机。

在作者看来，"目视"在临床医学知识的演变中起关键的作用，医学理论与医疗实践对象通过"目视"联系起来。"目视"以对象和方式的变化参与到医学符号体系的形成中，与医疗档案、图表，以及医院空间、病人身体共同构成了决定医学知识体系的权力关系。在第一阶段，即早期的分类医学中，疾病与病人的身体分离，医生通过目视判断疾病的症状，对照疾病分类表按相似性来诊治。在医生的眼里，病人从属于疾病，是认识疾病的障碍。因此，体现在医疗空间上就是两者的分化：当时医院的职责是治疗和照料穷苦病人；诊所负责教学，关注疾病本身。分类医学像栅栏一样掩盖了病人的身体（第一章）。在第二阶段，由于法国革命产生了大量伤病员，医院被作为特权机关而关闭，诊所不得不负担起救治的全部任务。诊所成为执行教学与救人双重任务的场所。医生观察病人的身体以及症状，其中主要是付不起费用的穷人成为症状与身体、理论与对象的结合体。福柯将这个时期称为症状医学（第二至七章）。第三阶段"解剖医学"是克服了对症状医学的迷思后诞生的。"目视"进步为"洞视"，即建立在尸体解剖基础上的立体透视。医生的目光不再仅仅关注表面征象，而是结合触、听、视（借助器械）深入身体内部。死亡（尸体）提供了认识生命和疾病的最佳视角。分类和症状医学依于时间，解剖医学则更加空间化。因此，空间实物的对照讲究"正常"，而分类和症状医学偏重于无症状的"健康"（第八至十章）。

三、学者的书评

本书在学术界有着较高的评价，但在国内对其进行评述的文章并不多。

在北京大学学者王一方看来，与《疯癫与文明》相比，《临床医学的诞生》一书聚焦于疾病认识论的改造，更直击医学思想史的核心。福柯认为，"诞生"不是器物与制度的发端，而是一种典型的思想史提问形式。也许，我们的临床大夫不能充分进入福柯的哲学语境，接受他的表述方式，他的"诞生"是一个新旧临床思维模式的交接仪式，意在揭示一种新的疾病经验"转折"（位移），并且帮助人们采用历史、批判的眼光清理和理解旧日的经验。例如，18世纪的医生们习惯于询问"怎么不舒服？"（体验叙述），而今都改口为"哪儿不舒服？"（区位询查）。其背后是临床医学新的运作方式和语汇构造原理。传统的价值导向是注重经验，主张朴实的观察，强调让事实鲜活地呈现给观察者，尽量不让话语来干扰"科学的"（客观的）诊断和治疗。但是，新的"临床医学"不仅应着眼于医学认识的深刻改造，还要创建一种新的关于疾病的话语系统。[2]

南京师范大学张媛通过解读《临床医学的诞生》来窥视福柯的社会历史观。在简要地梳理本书内容后，她表示认同刘北成在《福柯思想肖像》一书中所提出的观点："医学的发展经历了分类医学到症状医学再到临床医学（解剖临床医学）三个阶段。分类医学是猜测以及主观主义的臆断，其话语是图表的翻译；症状医学是狭隘的经验主义；临床医学是实证的科学，其话语是目视的陈述。"[3]并认为福柯并未否认社会的进步，他认为历史没有必然的逻辑。这样的观点让我们看到了自由与希望，感受到我们靠自己可以创造出无限可能性，未来就在自己手中。[4]

四、分析与评论

不难看出，福柯是从考古和系谱的角度，用哲学的方法将临床医学的产生和演变解构在我们面前。[5]读历史，并不仅仅是回顾过去，更要从中汲取经验。哲学作为世界观、价值观和方法论，不仅指导着人的社会、经济和政治活动，而且也指导着人的科学研究，指导着人们对人的机体、健康、生命的认识和研究，支持和促进医学的发展。如果我们学会从哲学的角度来发现问题、思考问题和解决问题，也许在面对目前难以攻克的医学难题时就有了新的思路。在我看来，这其中涉及两方面问题。

一方面，不要抱着"不撞南墙不死心"的劲头，把自己局限于现有的医学成果或研究中。从单纯的方法和技术中跳脱出来，用哲学层面的思想指导我们的医学研究，可以使临床医学很好地发展和延续。医学史上许多重大发明或发现无不闪现出哲学思维的光芒。我国著名的血液学专家王振义教授在治疗白血病儿童时并没有使用当时国际通用但效果一般的顺式维A酸，而是运用辩证思维，大胆地启用了全反式维A酸，使病人的病情得到完全缓解。多年以后有人问起王教授当初另辟蹊径的原因时，他说："当时全世界对白血病的研究都集中于怎样杀灭白血病癌细胞，但研究出的新药在杀死白血病细胞的同时也杀死了体内的正常细胞，杀敌一千，自伤八百。我却从另一个角度思考：癌细胞是从体内正常细胞转化而来的，那么能不能找到一种办法将它再转化回正常细胞去呢？那样可能就会很好地解决白血病的治疗问题。所幸的是我找到了这么一种办法……"由此可见，正是这种逆向的哲学思维帮助王教授解决了M3型白血病的治疗难题。哲学不但在临床医学的形成过程中起了至关重要的作用，也不断地推动着它的发展。

另一方面，医生在关注疾病的病理、临床表现和治疗方法的同时，还需要关注病人本身。虽然，系统化、科学化的归纳和演绎使我们能更快速地诊断和治疗疾病，但与此同时，它也使医生过于关注疾病而忽略了疾病的主体——病人。在临床中，有时头痛病人的临床体格检查征象很轻，根据所谓的临床经验，他很可能未患有器质性疾病。但是如果病人的主诉症状很多，如头胀、头晕，并伴有恶心，这时最好的做法是进行头颅CT检查，以排除颅内肿瘤和脑出血。如果我们"就病论病"，只根据临床体征而不顾病人的感受，只接收"目视"的方法和结果，那么产生的后果可能是致命的。现代临床医学已经发展到循证医学阶段，而不再是单纯地依靠传统的经验医学。其体系核心是所有的诊断和治疗都要有证可循，有据可行。但如果我们只遵循循证医学的原则，那么是否会缺少了对病人个体性的关注？医生做出的临床决策是否是在最大程度上有利于病人呢？

五、结语

在医学史研究领域，《临床医学的诞生》是一部具有影响力的著作。传统的医学史关注的主要是历史上杰出的医生和伟大的医学理论，本书却把目光转向了医学话语以及围绕医学话语的非话语实践，并力图揭示话语背后的权力关系。福柯推翻了传统的医学史写法，他运用考古学、谱系学的方法研究医学史，不但填补了以往研究的空白，并且书中运用的研究方式和表达的思想对传统观念提出了挑战，为我们重新认识西方医学的转变提供了新的视角。因此，《临床医学的诞生》不仅是一部医学史专著，同时反映了福柯所建构的瓦解传统、颠覆理性的新型历史观。[6]

福柯以18—19世纪大量医学专业文献和资料为基础，着重研究了医学的实践历史和批评的可能角度和环境。书中涉及了大量关于医生如何看待疾病及如何对待贫困病人等问题。以我的程度来说，真的是有些难以理解。虽然我有一些基础的医学知识，但对于18-19世纪的医学史并无任何积累。从这个角度来说，读者与作者的认知面不在同一个层次上。在这种情况下，阅读本书时实在是艰难，很难理解作者所要表达的理念。所以我想应该先对这个时代的哲学、医学、文化背景有了大致的把握之后，再来读这本书会有更大的收获。

参考文献

[1] 刘北成. 福柯史学思想简论. 史学理论研究，1996，(2)：87-94.

[2] 王一方. 图说医学思想史系列之九：福柯——医学思想史的示范课. 医学与哲学（人文社会医学版）. 2009，(30)：76.

[3] 刘北成. 福柯思想肖像. 上海：上海人民出版社，2001.

[4] 张媛，王振卯. 从《临床医学的诞生》看福柯的社会历史观. 南京医科大学学报（社会科学版），2005，(4)：136-138.

[5] 庞宝鑫. 后现代视野下的医学与医患关系——疏论福柯《临床医学的诞生——医学视角考古学》. 淮阴师范学院学报（哲学社会科学版），2012，(3)：317-321.

[6] 高建红. 福柯与《临床医学的诞生》. 医学与哲学（人文社会医学版），2008，10（29）：70-71.

《个性化健康管理：人类"第三大计划"
中国进行时》读书报告

于舒洋

2014 年 8 月我拜读了王红漫教授的新作——《个性化健康管理：人类"第三大计划"中国进行时》一书。本书为王教授两历寒暑的研究成果的集成。本书于 2014 年 4 月由北京大学出版社出版，共 16 万多字，阐述了作者对个性化健康服务产业的研究方案和研究结果，完成了该领域国内外既有文献情报的计量分析和综述，并对国内的实证研究进行了散点聚焦，总结了这一领域的基本概念和作者的战略性思考。[1]

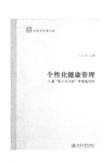

一、主要内容

《个性化健康管理：人类"第三大计划"中国进行时》一书主要包括导言和正文，正文有五章。

导言中，作者介绍了立项和研究的过程，并对该书的主要内容进行了概要式的介绍，以使读者清楚地了解主要内容和总体框架。

第一章　前言

前言部分简要介绍了个性化健康服务的由来以及其研究的动因，并对其研究理念、研究方法和研究内容进行了介绍。

第二章　研究方案

本章首先对个性化健康服务产业的产生、概念、范畴、内涵，以及健康产业的概念和范畴给出了相应的解释。1985 年美国科学家提出了人类基因组计划（human genome project，HGP）并于 1990 年正式启动，历时 16 年完成。[2]美国卫生部将个性化健康服务定义为：个性化健康服务描述了基于具体基因编码的针对个体的医疗行为给予提供适当的服务，其目标是在适当的时间为适当的病人提供适当的服务。[3]实现个性化健康服务的两大技术基础是基因组学技术和健康信息技术。从基因生物技术角度来看，个性化医疗（personalized health care，PHC）的范畴包括五个方面；从健康信息技术方面来看，则包括四个方面。对个性化健康服务的研究大致分为两个方向，一个是着重于基因组的研究，另一个是致力于病人信息库和家族历史信息库的研究。[4]

作者认为，在我国关于个性化健康服务的认识还未达成统一，被理解为健康管理、特需医疗及基因检测等。为了保证研究的科学性与前沿性，并与国际个性化健康服务的发展保持一致，故其研究采用了国际上公认的概念。在明确了研究对象的概念之后，作者依次介绍了该书的研究内容、研究方法和技术路线。

于舒洋，北京大学医学人文研究院社会学博士研究生。

第三章 研究结果——文心雕龙

该部分通过文献研究对国内外个性化健康服务产业的发展现状进行了研究。

国外个性化健康服务研究的文献数量在2000年后迅速上升。个性化健康产业迅速发展，已经形成了比较完备的产业链条。以药物基因组学作为基础的个性化用药是全球个性化健康产业发展的核心部分。为了解决伦理、法律和社会问题，美国能源部和国立卫生研究院每年将人类基因组计划预算的3%~5%用于相关研究，并通过了反基因歧视法案。而且欧美国家也致力于将个性化健康服务与医疗保险相结合。总的来说，在经历了市场乱象和立法规范之后，在国际上，个性化健康服务产业正在走向规范化和规模化，并且推动着医药的创新研究和医疗服务质量的提高。[5]

在我国，个性化健康服务的相关文献数量在2000年以后也急剧增多，但是很少以基因组技术和电子信息技术为主，创新性研究更是不足，并且尚没有个性化健康服务产业相关研究。产业链尚不完善，研发、生产和销售各产业环节缺乏有效的链接，资金投入分散，使用效率低，不能形成推动合力，产品创新性不足，个性化健康服务的宣传被夸大，造成市场发展快于科学进步。法律、法规缺失，可能带来教育、就业和保险歧视等社会问题。总之，在我国，个性化健康服务产业体系仍未形成，以基因检测为核心的个性化医疗市场正在悄然兴起，产业化速度远快于科学研究，市场的繁荣与乱象并存，国家和政府缺乏制订未来发展的战略。[6]

第四章 研究结果——实证聚焦

在此部分，作者采用基于层次分析法的定量SWOT对我国以基因技术为基础的个性化健康服务产业发展的主要影响因素进行了研究。同时，采用典型调查的方法对我国个性化健康管理产业进行了研究。

首先，作者对60位专家进行了访谈和问卷调查，找出了以基因技术为基础的影响个性化健康服务产业发展的主要因素，对其作用进行了排序，并结合内部因素和外部因素评价矩阵，精确定位该产业所处的战略位置，并对内、外部环境所面临的主要情况进行了分析。结果显示，我国个性化健康服务产业宜采用防御型战略，优先应对法律与市场规范缺失、缺少知识产权保护等问题，回避外部威胁。同时，需要解决专业人才匮乏和资金投入少的劣势，克服自身缺点，降低产业发展的风险。[7]

然后，采取机构典型调查和问卷调查的方法对北京市健康管理产业进行了研究。使用描述性分析、对比分析和趋势分析对调查对象的基本情况、资金情况、硬件设备、人员情况、提供服务情况和价格情况等内容进行了纵向和横向的分析，得出了我国健康管理产业服务内容单一、政策扶持不足、技术和理论落后于市场发展、健康管理服务对象狭窄、健康管理机构缺乏信息共享、支付机制有待完善的结论。[8]

此外，在文献研究的基础上，还选取了北京市为研究重点，采取定性与定量相结合的方法，深入访谈了相关领域的专家学者，并配合一定样本量的调查问卷，进一步探究了北京市特需医疗的发展情况，发掘供需双方对特需医疗的看法，从而发现存在的问题。[9]

第五章 研究结论——战略洞见

本章总结了国外个性化健康服务产业的发展模式和经验教训，对国内外个性化健康服务进行了比较，结合之前的定性和定量分析，提出我国个性化健康服务存在的问题主要有个性化健康服务概念不明确，技术不成熟，配套法律法规未建立，与医疗保险未衔接，产业链条不健全，现有政策前瞻性和战略性不足，认为我国个性化健康产业发展应采取"积极的防御战略"，将该产业作为重点进行发展。[10] 针对我国个性化健康服务产业发展中存在的问题，并借鉴国际发达国家的经验，作者提出了一系列战术方案，包括人大常委会出台前瞻性法律与市场规范以保护公民的基因隐私权，政府引导风险投资，从国家层面整合基因数据，加强不同领域的分工协作与资源共享，培养遗传咨询人才，推进健康体检向健康管理发展，构建健康信息系统，探索个性化健康服务与公益性的衔接，权威部门公告应用个性化健康服务以提高民众的健康觉悟。[11]

二、学术价值

本书在选题上具有重要意义，是我国第一部有关个性化健康服务产业的专著，可以说是该领域里程碑式的著作。其所具有的学术价值还体现在：

第一，针对在我国对个性化健康服务的理解还不统一的情况下，为个性化健康服务正名，明确了其概念和范畴，与国际接轨。

第二，采用多种研究方法，将文献研究与实证研究相结合，兼有定性分析和定量分析，既有综合研究也有比较论证，并集学理研究和操作性研究于一体。作者广泛查阅了大量国内外文献，梳理出国外个性化健康服务产业的发展现状，并总结了其模式、经验和教训。通过实证研究，包括专家深入访谈法、参与式观察法、问卷调查法、头脑风暴法及反头脑风暴法，深入了解了我国个性化健康服务产业发展的现状、存在问题和解决方法，通过问卷咨询收集数据，进行定量分析。本书为该领域的研究提供了论证与实证。

第三，调查方法具有科学性和严谨性，论证充分，结果可信度高。在 SWOT 分析中，被调查的专家涉及多个相关学科和部门，因而可以了解不同群体对个性化健康服务的认识和看法，所获得的调查数据能够较全面地反映出问题，偏倚小，具有说服力。将层次分析法与 SWOT 分析相结合，对 SWOT 分析确定的要素作为层次分析法的因素进行总排序，并结合内部因素评价矩阵以及外部因素评价矩阵进行定量分析，从而达到 SWOT 分析的精确定位。在典型调查中作者选取的典型调查机构分别为医院体检中心、公司体检中心及健康管理公司。这些单位具有不同的经营模式、服务对象定位、服务项目和价格等，具有较全面的代表性。本书对其进行了纵向和横向的对比，是一种动态的分析方法，能够反映出一定的发展趋势。

第四，跨越式研究，多学科视角。本书提供的视角不是线性思维下静态的"点"和"面"，而是跨时空、多学科的散点聚焦和透视，不仅涉及卫生学、医疗学、经济学、管理学、人口学和工程学等多个学科，更有纵向思维与横向视野的结合、历史的视野与现实境况的连接。

总之，本书的研究方法多变，科学性强，研究思想脉络清晰，观点明确，重点突出，为其他研究提供了方法上的借鉴以及素材上的良好参考，具有很高的学术价值。

三、社会意义

随着 2006 年人类基因组计划的完成，发达国家对个性化健康的意义和内容及时做出了诠释和定位。[12] 现代医疗服务大多基于不同的病种，但个体之间的差异会造成相同的治疗方法产生不同的效果。对良好治疗效果的需求，以及基因组技术和健康信息技术的发展，促进了健康服务从"大众化"向"个性化"的转化。[13] 2007 年和 2008 年美国卫生和公共事业部分别发表了两份专题报告，系统地介绍了个性化健康服务，至此个性化健康服务有了较完整的理论基础。[14] 在欧美等发达国家，个性化健康产业迅速发展，在经历了市场乱象和立法规范之后，国际的个性化健康服务产业正在走向规范化和规模化，并且推动着医药的创新研究和医疗服务质量的提高。[15]

在中国，"辨证施治"的个性化治疗思想虽古而有之，但是对个性化健康服务还没有一个明确、统一的理解。国内学界对此类服务存在争议，相关研究匮乏，商业性报道颇多但有失规范。[16]中国个性化健康服务的理念目前尚未融入医疗服务中，并且产业体系也不成熟。一些学者[17,18]认为我国相关的法律和法规不够完善、人们的认识不够充分、监督管理不够规范等产生了一些社会伦理问题。来自个性化健康的挑战已经从物理层面进入化学层面和心理层面，由科技层面进入经济层面，从经济层面扩张到政治层面。[19]

认清我国个性化健康产业的发展现状及其内外环境，及时总结国外经验，有利于我国在节约经济成本和社会成本的前提下发展个性化健康服务产业。本书在这样一个背景下的面世极具有社会意义，将推动我国个性化健康服务产业的健康、快速、有序发展。

第一，本书在千头万绪中对个性化健康服务予以正名，明确了其概念和范畴，这将有助于理清人们对个性化健康服务混乱的思绪和理解，也有利于我国的个性化健康服务产业与国际接轨。

第二，本书通过大量的文献整理和实证调查工作回顾了我国个性化健康服务产业的发展历程，描述了其发展现状，用科学的方法探索了影响其发展的主要因素，总结了存在的主要问题，并对其前景进行了评估。本书向人们呈现了一幅跨越时空的有关我国个性化健康服务产业发展的立体图像，让读者较为全面地对该行业发展的近景和远景均有所了解。本书也通过对国内外个性化健康服务产业的比较，清楚地展现了我国个性化健康服务产业与国外的差别与差距之处。

第三，本书有理有据地阐述了个性化健康服务产业对于整个民族发展的重要意义，将个性化健康服务推向了国计民生的战略高度。特别是在提高国民健康水平、保护民族基因安全上，对国家决策提供了有价值的建议。

第四，本书深入研究了建设我国个性化健康服务产业发展的基本模式、发展目标、方法步骤和运作机制，针对现有问题，为我国个性化健康服务产业提供了翔实可行的政策建议，为加强不同利益相关者之间的协作，促进产业链条的完善，规范行业发展，解决社会、伦理和法律等问题提供了有益的参考。

第五，本书通俗易懂、言简意赅、条理清晰、可读性强，对读者来说不需要很强的专业知识，有助于向大众普及个性化健康知识，以利于规范该行业的发展，促进公共卫生事业的发展。

第六，本书的面世将研究构成与人才培养过程有机结合，指导研究生学习先进的研究方法、设计问卷、列举访谈专家，并为学生联系多家访谈机构，带领学生深入实地调研，训练其收集、整理及分析资料的能力，使学生接受了严格的学术训练和增长见识，从而提高了科研能力和学术素养，为国家培养了具有专业知识的栋梁之才。

北京大学关海庭教授对本书进行评价时提到："健康服务关乎所有人的切身利益，更关乎全社会发展的原动力，我们需要主动进取，将个性化健康服务作为一项战略任务不断向前推进。"[20]我们对个性化健康服务产业发展的思考远没有结束，而本书恰恰可以作为一个良好的开端，这对于我国发展个性化健康活动和个性化健康产业具有基础性和导向性的作用，为广大研究者、政策制定者、临床医生和企业带来了经济利益驱动之外的启示与反思，是我国个性化健康产业战略从被动向主动转变的一个推进。

参考文献

[1] 王红漫. 个性化健康管理——人类"第三大计划"中国进行时. 北京：北京大学出版社，2014：4.
[2] 王红漫. 个性化健康管理——人类"第三大计划"中国进行时. 北京：北京大学出版社，2014：6.

［3］王红漫．个性化健康管理——人类“第三大计划”中国进行时．北京：北京大学出版社，2014：7．

［4］王红漫．个性化健康管理——人类“第三大计划”中国进行时．北京：北京大学出版社，2014：8－9．

［5］王红漫．个性化健康管理——人类“第三大计划”中国进行时．北京：北京大学出版社，2014：19－29．

［6］王红漫．个性化健康管理——人类“第三大计划”中国进行时．北京：北京大学出版社，2014：30－44．

［7］王红漫．个性化健康管理——人类“第三大计划”中国进行时．北京：北京大学出版社，2014：68．

［8］王红漫．个性化健康管理——人类“第三大计划”中国进行时．北京：北京大学出版社，2014：70－86．

［9］王红漫．个性化健康管理——人类“第三大计划”中国进行时．北京：北京大学出版社，2014：86－106．

［10］王红漫．个性化健康管理——人类“第三大计划”中国进行时．北京：北京大学出版社，2014：111－113．

［11］王红漫．个性化健康管理——人类“第三大计划”中国进行时．北京：北京大学出版社，2014：113－121．

［12］王红漫．个性化健康管理——人类“第三大计划”中国进行时．北京：北京大学出版社，2014：3．

［13］王红漫．个性化健康管理——人类“第三大计划”中国进行时．北京：北京大学出版社，2014，导言2．

［14］王红漫．个性化健康管理——人类“第三大计划”中国进行时．北京：北京大学出版社，2014：2．

［15］王红漫．个性化健康管理——人类“第三大计划”中国进行时．北京：北京大学出版社，2014：19－29．

［16］王红漫．个性化健康管理——人类“第三大计划”中国进行时．北京：北京大学出版社，2014：3．

［17］李金涛，杨磊，谭晓华．我国基因检测服务存在的问题和建议．健康研究，2010，30（1）：49－51．

［18］睢素利．试论商业化基因检测中的社会伦理问题．首都师范大学学报（社会科学版），2007，2：135－139．

［19］王红漫．个性化健康管理——人类“第三大计划”中国进行时．北京：北京大学出版社，2014，目录2．

［20］王红漫．个性化健康管理——人类“第三大计划”中国进行时．北京：北京大学出版社，2014，封底．

一步一字
——《大国卫生之论》读书报告

赵华翔

近日读完了王红漫老师的《大国卫生之论：农村卫生枢纽与农民的选择》。这是一本 200 页出头的小开本专著。书虽然不厚，但是读完之后感受却颇深，现将读书报告记录如下。

一、关于作者

关于王老师的简历，网上一搜一大堆，若只是单纯的摘抄则没有太大的意义。但是读完这本书后，我感觉王老师是一个真正能做学问的人。以前在我的印象中，读书人应该是安安静静地在书桌前读着长篇累牍的书，而王老师这本不厚的专著真的是一步一个脚印走出来的。在开篇就有这样一句话："一千个日日夜夜，五万里路云和月。"这本薄薄的 200 页的图书真是把王老师的特点表现出来了，也就是她上课时教给我们的那样：要实证调查。古人云："读万卷书，行万里路。"王红漫老师这本书真是一个读书人的标杆，既有大量文献的支持，又有海量实地调查的数据。

二、本书在形式上让人印象深刻的地方

本书在形式上让人印象深刻的地方，就像以前读过王老师的《医学社会学读本——全球健康国际卫生攻略》一样，用大量的图表说明问题。这些图表比大段的文字往往更有说服力，也更易让读者接受。这也是本书能够做到"书薄而内容不少"的原因所在吧。

三、本书在内容上让人印象深刻的地方

一般的专著读起来其实挺让人乏味的，但是读这本书的时候并没有这种感觉。一来是这本书让人觉得"真实"。本书没有像其他类似的政治书那样，一味地讴歌政策的好，相反，描述了乡镇卫生院所面临的种种困境，大量的医疗资源的浪费，"目前各卫生院大都处于'大病看不了，小病看不着'的'抽空'窘境。可是与此同时，上级补贴和专项支持却仍在继续。有一个地方，主管部门配备的新 X 线机一次没用便被锁进了仓库。"这话说得多么真实啊！在生活中，在看病的问题上我们与城镇居民也有一些相似之处：感冒之类的小病往往自己去药店买些药吃了就好，

赵华翔，北京大学口腔医学院口腔正畸学研究生。

要是觉得比较严重了，就直接去最好的三甲医院挂专家号，社区的卫生所好像失去了存在的意义。

另一个让人印象深刻的地方是王老师提出的"异色收据"的建议。收据的不同颜色代表了不同的报销额度，从而让病人在报销时能够更加方便，一目了然。其实我们也经常碰到这样的情况，经常不知道什么可以报销，什么不可以报销，什么能够报销得多，什么能够报销得少。所以这项建议不仅可以在乡镇卫生院实行，对于大学生的公费医疗或者大学生医保也是一个切实可行的政策。

书中的"新的人事制度"一节也让人印象深刻，其中王老师提到了要让三级、二级、一级医院的医生流动起来，现在我们正在进行的住院医师规范化培训不就是隐隐地有这条思路的影子吗？想到这本书成书于 2006 年，就不得不佩服作者的高瞻远瞩。

四、对全书的评价和观感

"一千个日日夜夜，五万里路云和月，走进千家万户，探寻卫生年轮，感受乡村医疗，关注改革发展，聚焦农民健康，构建和谐社会。"这是一部用"脚"写出来的专著，它靠的是王老师和她的课题组对我国农村健康事业的关注，对我国医疗卫生改革的关注，靠的是一个学者实证调查的精神和毅力，靠的是一个学者求真务实的治学态度。正如韩启德院士为本书的题词一样："实事求是，开拓创新，为农村卫生改革建言献策。"

五、收获和总结

我觉得我们可以从这本书中学到两点：一是做学问时要脚踏实地。认认真真、实实在在地去做，只有这样，做出来的学问才是"真"学问；另一个是做学问时一定要心怀国家天下，不能一味地闷在象牙塔里不问国家、不问人民，学问应该是为人民服务的。王红漫老师的这本书通过实地调查反映了乡镇卫生院存在的问题，并且通过数据提出了切实可行的改革建议，除了其研究结果可以为政府建言献策外，这种治学精神应当是我辈认真学习的。

花有重开日

盖　伦

　　《蛙》是莫言先生的一部描述人性与大时代背景相矛盾的长篇小说，讲的是一名产科医生起初接生无数，后来在计划生育政策下却扼杀了无数生命。透过主角的矛盾，我联想到作为医生，我们应坚持关爱每一个生命，但是处在极度不利于医务人员的大环境下时，我们应该怀有什么样的积极态度，应如何避免误入歧途。对这些问题进行的思考能够提升医学生的人文素养，并在以后的日子里更好地为病人服务。

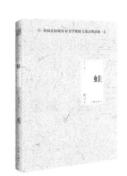

　　在我还是一名高中生的时候，我就很喜欢这样一句话：医学是最具人文的科学。这句话很直接地表达出了医学的特点。同时，作为一名立志于成为医生的高中生来说，我也深深地体会到了我应该在日后具备的一种精神，那就是人文观念。后来我真的考上了医科大学。在喜悦和努力中，在痛苦和挣扎中，如今我也成了一名医生。随着工作的繁忙以及生活的压力，回首自己在临床工作中的一些行为与思想，似乎最开始的"以人为本"都逐渐变成了"治病"，而不是真正地缓解病人的痛苦。当我真正意识到这个问题的时候，我恰好接触到了"社会学理论"这门课程。

　　一开始，我以为社会学是一门教人如何在社会上生存得更好，如何与他人交流得更加顺畅的一门课程。真正经过了课程的洗礼后，我才深刻明白，作为一名医生，人文素养是很重要的。更重要的是，我知道了如果能够很好地运用社会学研究，那么对病人甚至是全人类来说都是大有裨益的。所以，这门课再次让我树立了最初的立志救死扶伤的信念，也拓宽了我的视野。

　　在以后的医疗中，我将一方面要考虑到切身站在病人的角度上为其解除病痛，另一方面就是要透过某些现象观其本质，以总结出可以使更多的人获益的思路和方法。

　　很有幸，在意识到这个问题时，我恰恰读到了莫言先生的《蛙》。本书于2009年12月由上海文艺出版社出版，讲述的是乡村医生姑姑的一生。姑姑的父亲是八路军的军医，在胶东一带名气很大。姑姑继承了父亲的衣钵，开始在乡村推行新法接生，用新法接生了一个又一个婴儿。姑姑接生的婴儿遍布高密东北乡，可丧生于姑姑之手的未来得及出世的婴儿也遍布高密东北乡。姑姑一面行医，一面带领着自己的徒弟们执行计划生育政策。让已经生育的男人结扎，让已经生育的怀孕妇女流产，成了姑姑的两件大事。在阅读本书的过程中，我时时可以感受到矛盾的冲击对姑姑的影响：一方面，她是一生中接生近万新生儿的广受百姓爱戴的送子娘娘；另一方面，她也是无奈的计划生育政策下"杀人无数"的执行者。对于本书可有多种读法，你可以把它当作描写乡村医生一生经历的长篇小说，当作为主人公姑姑树碑立传的小说；你也可以把它当作书写中国近60年乡村生育史、直面当代中国现实难题的史诗；你还可以把它当作剖析中国知识分子灵魂深处矛盾的小说，或是当作描写罪感与救赎的作品。我所看到的却是生命的无限可贵，以及一名医生在某种特定环境下行医的无奈与内心伟大理想碰撞产生的痛苦。

　　盖伦，北京大学第一临床医学院内科学研究生。

所谓"花有重开日，人无再少年"。每一个来到这个世间的生命都是唯一的，是无法复制、无法重来的。在生命的初始，人们哭泣着从母亲的子宫来到这个世上，身边的亲人前呼后拥，亲朋好友接连道喜，生命的开始总是伴随着无数的喜悦、祝福和感动。而关于生命的出现，其困难程度也是超出我们想象的。射精时男性一次排出 2 亿～4 亿个精子，精子在子宫颈黏液中缓慢游动，[1] 从阴道行进至输卵管壶腹部的精子数量仅有数十至上百条。[2] 由此可见，每一个生命都是通过顽强抗争才来到这个世上的。"蛙"与"娃"同音，同时，"蛙"又让人联想到哭声"哇哇"。本书中，在姑姑人生的后期，每每听到青蛙的叫声，她就仿佛想到了一个个被她扼杀在子宫里的孩子，生动描述了一名医务工作者对生命的敬畏和无奈的痛苦。的确，人无再少年，可是那些被流掉的胎儿还没有真正地见到这个世界就已经离开了，这对于一个家庭来说是怎样的打击。如同文中的主人公"蝌蚪"，他的软弱和屈从阻止了自己第二个孩子的诞生，并导致了妻子的离世。我始终认为此处不仅表达了被迫失去孩子与爱人的绝望，在更深层次上表述了在某些大环境下，人们不得已做出的选择是否真的经得起推敲。毕竟在被迫行人工流产后，女性在心理上会更容易出现焦虑、抑郁状态。有研究表明，抑郁和焦虑自评合计分与人工流产次数、社会自尊评分以及社会支持评分成反比。[3]

的确，我们应该相信，花有重开日。在莫言笔下，"计划生育"被处理成了一个带有高度偶然性的历史事件——它对应着人类世界中闻所未闻、前所未见的某种奇特处境。这种处境在小说中以寓言的方式在场，作家对其潜在启示意义的揭示远胜于对这种处境本身的关切。这似乎是典型的莫言笔法。小说的叙述甚至有意凸显了叙述者对于计划生育游移不定、自相矛盾的含混态度。计划生育并非作家评判的标靶，而仅仅是小说得以展开的历史文化背景。在这一背景下，作家将家族记忆、个体生命经验和想象虚构融为一体。其要旨不是评述这一"国策"的功过是非，而是致力于表现个体人格、人性、情感、生命、灵魂在吊诡的历史语境（比如严苛的政治文化禁忌、国家意志与民间伦理的矛盾）下的畸变和冲突。而这一切，最终都被塑造成一个又一个丰满、复杂、比现实更"真实"的人。正是充满了复杂性的人和人性的可能性，构造了我们能够感知到的全部世界。[4] 在这样一个相对混乱的大环境下，姑姑也面临着可怕的境遇。王小倜之所以舍弃出身、家庭、样貌俱佳，"又是党员"的姑姑，是他觉得姑姑太革命、太正派。因为这起事件，姑姑陷入了前所未有的信任危机。从备受信任的党的"红色木头"到沾上叛党、叛国嫌疑并受到留党察看处分，姑姑承受着巨大的心理落差。当她"从血泊中站立起来"之后，为了证明自己的坚定和忠贞，便开始了疯狂的工作。我认为，人在逆境中依旧保持自己的初衷，勇敢地追随着自己的梦想走下去，其勇气是值得鼓舞的，同时其中所承受的痛苦也是巨大的。但是更令人担忧的是，在这样的环境下，人们常常会渐渐地觉得错误的行为或认知也许是正确的。如同姑姑一般，打击超计划怀孕的言行被戏剧化地推向了极致：其一，她代言了国家意志，执行国家政策时决不姑息，采取的手段无所不用其极，并陷入了一种病态的强悍和偏执。其二，更令人战栗的是，她在亲手扼杀一个个娘胎中的新生命之时，不仅没有一丝一毫的犹豫，反而具有强大的道德优越感。但这也许不是某个人或某个行业可以解决的问题，而是需要大环境以及政策的制定者带给我们光明，照亮未来的路，让我们真正看到，花有重开日。

参考文献

[1] 杨华，张美云，蒋幼芳，等. 抗精子抗体对精子穿越宫颈黏液及精卵结合的影响. 医学研究杂志，2007，36（5）：125－126.

[2] 陈志林，冯美莹，陈预明，等. 精子功能相关的蛋白质调控受精过程的研究进展. 遗传，2014，36（8）：747－755.

[3] 王哲蔚，董海燕，夏蕴玲，等. 人流女青少年抑郁焦虑状况及其社会因素分析. 中国健康心理学杂志，2010，18（6）：723－736.

[4] 梁振华.《蛙》：时代吊诡与"混沌"美学. 南方文刊，2010，（3）：49－51.

执行主编按：本栏目分为两个部分，第一部分为北京大学医学部不同院系（临床医学、基础医学院、药学院、公共卫生学院及护理学院等）本科生代表对"国际卫生与卫生国情概论"课程发自内心的感想和收获；第二部分为北京大学医学部博/硕士研究生（北京大学医学人文研究院和公共卫生学院）对"三维一体"教学模式、"金苹果"教学方法、"卫生国情教育"社会实践和"高级医学社会学"课程的理解和感悟。

学习知识、学习方法
——"国际卫生与卫生国情概论"课程总结

顾佳悦

转眼间回到北医已近半年，一个学期又要接近尾声。回顾一下，我经历了很多，也学习到了很多。这个学期我报名参加了"国际卫生与卫生国情概论"课程，现就以下几个方面进行课程总结：

一、获得了很多知识

在这个课程中我学习到了有关卫生国情及基本医疗制度，各种形式的医疗保险，医疗保险发展的历史进程，日、韩等国的医疗保障体系及优劣，国际卫生形势的分析，疾病的分类、研究以及发展，如何开展团队合作，如何撰写小论文，如何汇报总结，如何进行简单的调查，如何进行数据处理等。

这门课程所教授的内容，从各国疾病和基本医疗保障的知识到论文的撰写和团队合作，给了我们海量的知识，足见王红漫教授的良苦用心以及博学多识。但是无论学习还是研究，导师只能给我们指导方向，提供参考的方法，真正的消化吸收以及进一步研究学习还在于自己是否用心以及付出的努力。

二、受益于授课方法

王红漫教授讲课时有自己独到的授课方式，最有感触的就是老师那种"金苹果"教学法。王红漫教授给大家提供了充足的发言和团队合作的机会，并开展了小组讨论，使每一位同学都有张口说话的机会。在这方面，我要特别感谢王红漫教授。这门课程不仅锻炼了我的自主思考能力和

顾佳悦，2011级临床医学专业（八年制）本科生。

课程名称：国际卫生与卫生国情概论；课程性质：任选课；总学时：54学时；总学分：2.5学分；开课单位：北京大学医学人文研究院。

团队合作能力，还让我有机会与我校不同专业的学生进行面对面的交流。同时，王红漫教授也给我们提供了一个轻松的、专心思考的机会，让我体验到了学习的愉悦感。我想这就是老师讲课的最高境界吧。

虽然我们有了一定的自控学习能力，但是，王红漫教授设计的小组汇报及个人汇报确实恰到好处，一方面充实了学生的视野，另一方面增加了理论学习的趣味性。将理论与应用相结合，从而使理论基础课上得如此生动形象，这是我追求的最好的教学方式。

三、获得了人生感悟

在这门课程中，我不仅学到了知识，见识了别样的教学方法，更重要的是领悟到了其中的人生哲理，感受到了人生的激情，明确了开展学术研究的意义，了解了学术的民主，以及确立了严谨的学习态度。我特别佩服王红漫教授著书立说时的严谨认真、课堂内外的学术热情以及认真负责的学术态度，这些都是我们应该好好学习的。

四、自我反思

王红漫教授给我们提供了她所著的两本教学参考书，精心设计了每次讨论和演讲题目，并且让她的研究生抽时间给我们做报告。从中我学到了很多，也在尽力完成课程任务。进行自我剖析的结果就是觉得自己做得还不够好，至少自己还不满意，更有愧于老师的一腔热情。但是，我也在努力，继续完成课后的阅读以及读书笔记等，争取提高自己的医学人文素养，以后做一名优秀的临床医生。

五、学习展望

接下来，我需要认真回顾和消化吸收本课程的内容，并继续课外阅读以及关注时事热点，争取更加深入、全面、系统、及时地了解我国的卫生形势和国际卫生政策。

本课程让我收获了很多，感悟颇深，感谢王红漫教授，感谢一起学习和进步的同学们！

金苹果：食之有味，得之不易
——"国际卫生与卫生国情概论"课程心得

王敏敏

　　半个学期的"国际卫生与卫生国情概论"课程已经结束了，感触颇深。记得上第一节课的时候，王红漫老师让大家说说自己选这门课的原因，以及在课堂上想得到什么。记得当时大家都表示选这门课就是冲着 2.5 学分来的。然而经过 9 周的学习，自己才确实从王老师的教学中学到了很多东西。

　　总体来说，我对这门课的感觉就是，展示（presentation）的机会真的很多。王老师将全班分成了几个小组，小组中的每个人都当过组长，都做过最少一次以上的展示。这样的经历对医学生来说是很难得的事情。平时学习医学专业课时，都是老师在讲台上讲几个小时，传授医学的基本知识，学生们需要做的就是按时上课，仔细听课并记笔记，以及进行复习。而在"全球医学教育"中，除了"医学科学基础知识"和"临床技能"等专业技术的要求之外，对"交流与沟通技能""批判性思维"也同样有着很高的要求。在王老师的课堂上，我们可以与同组的小伙伴进行交流，相互讨论和争辩，并且代表组员进行汇报，从而从同伴身上学到了很宝贵的东西。

　　在一次次汇报中，我们学到了很多。从 PPT 的配色、字数，以及参考文献的引用，到汇报演说时的语速、姿态，还有采用的各种不同的思维方式，这已经远远超过了知识本身。我们得到的是一个全方位的锻炼。还记得自己第一次当组长做汇报的时候，我把每个人的观点都列了出来，结果导致 PPT 上的字体太小，观众看不清楚。而在最后一节课上做汇报时，自己在做 PPT、讲述组员观点、分析具体案例方面都有了长足的进步。甚至是在个人观点上，都比之前的认识更加深入了。

　　"热爱祖国要从了解家乡、热爱自己的乡亲开始。"王老师的这句话让我感触颇深。之前我总是在一个很宽泛的层面上去讨论或思考医疗的现状，但是从这门课开始，我逐渐认识到，需要脚踏实地从自己身边、从自己的家乡开始。后来我不断跟父母和家人沟通医保方面的问题，询问他们对医保现状的看法，结合自己以往在家乡所看到的现象，发现和总结问题，提出自己的解决方法，并结合现在的财政、政策等国情分析这种方式的可行性。就是从这一个问题的解决上，我感觉自己确实进步了很多。我不再只是学习空泛知识，而是可以将自己学到的、了解到的运用到实际中，对一些现实情况做出自己的价值判断。知识不仅要从理论的角度进行抽象的学习，更重要的是如何将这些抽象化的知识变得"接地气"，重新运用到实际生活中。

　　有一次，老师还让助教师姐讲了"金苹果"教学法的内容和感触。我经过短短九周的学习后也有了类似的感触。这种学习方法确实要辛苦很多，我们需要与组员进行很好的交流，需要了解并尊重其他同学的意见。但是从这种方法中，我们确实学到了很多很实际的东西。我相信付出与收获是成正比的。王红漫老师的课就是给我们提供了这样一个机会和平台，让我们有机会来展现

王敏敏，2012 级预防医学专业（七年制）本科生。

自己的另一面并且彼此交流和学习。

金苹果得之不易，但的确食之有味，值得为此辛苦追寻。

谢谢王老师和各位助教半学期的辛苦付出，十分感激。

三分课堂，三分实践，四分读书
——"国际卫生与卫生国情概论"课程心得

李　君

参加"国际卫生与卫生国情概论"课程的学习，从刚开始的以修学分为目的，转变到以学习知识为目的，这一转变着实让我自己也感到惊讶。从这门课中我学到了很多，不仅仅是课本的知识，还有王老师教给我们的一些做人做事的道理。例如：我们在引用语句超过14字时，一定要标明出处，这样，既不会侵犯别人的版权，也可以有据可依；在数据来源上，采用图片能更好地支持文章。老师还教我们怎么写引用的文献。就像有一次王老师在观看同学们做的PPT后说的："这就是我们同学的进步，从以前不标文献，到乱标文献，再到今天正确地标文献。"其实，我想说，我们之所以有这些进步，都是来自于老师不厌其烦的教导。

老师曾讲过："三分课堂，三分实践，四分读书。"因为老师强调读书的重要性，我才开始思考读书。老师说过，我们如果有什么不明白的，不要直接去问她，问了也不会告诉我们。她希望我们自己读书，从书中获得答案；如果还是不能解决，就与同学讨论；如果最后讨论了也没有明白，那就可以去问她，她会告诉我们。

老师一直在强调，我们作为北京大学的学生，说话一定要可信。不知道就是不知道，不能满嘴胡言。我们走出校园后，代表的不仅仅是我们个人，而是代表着北京大学这个高等学府。我们所说的每一句话别人都可能会信以为真。所以饭可以乱吃，话不可以乱说，每句话都是要有权威性的。这一点对于医学生更为重要，因为病人会坚信不疑地听医生的话。

老师曾让一位获得"北京市优秀学生"的学长给我们上了一次课。在讲完后，学长表达了对王老师的感谢。后来，老师在评价学长的展示时，夸学长懂得感恩，这也让我突然懂得了感恩的重要性。一个人如果不会感恩，我们又能指望他去为社会做些什么呢？投之以桃，报之以李。感恩诠释着命运的方略，洋溢着生命的气息。一个和谐的环境造就一批命运的恩人。我们要学会感恩，努力感恩，感谢我们的朋友，感谢我们的父母，感谢我们的恩人。是他们让我们懂得了人间的沧桑和温暖。而且，在上课期间，我们了解了因为某些病毒的存在，造成疾病大肆泛滥，而使一些人不得不屈服于病毒。我第一次感受到了人类在病毒面前的脆弱，小小的病毒就这样让成千上万的人失去了生命。同时我也深深感到这门课的重要性，只有学习了，才会懂得更多，才会避免悲剧的发生。

在课程将要结束的时候，老师按照省份给我们分组，一方面会有益于课程的进行，另一方面，老师说，她希望我们接触并认识更多的人。的确，在这门课程中我认识了很多学长。

总之，在这门课程中我不仅学到了关于国际卫生与卫生国情的知识，还学到了做人的守则，以及怎样学习。最后，感谢王老师的教育。"饮其流者怀其源，学其成时念其师。"十年树木，百年树人；授业之恩，终生难忘！

李君，2013年护理学专业（四年制）本科生。

暑期社会实践
——一种新型教学模式的探索

施　雨

中国有 9 亿多农民，他们身体健康的保障和生活质量的提高关系到国家的发展和民族的复兴。然而，农民又往往是被忽视的弱势群体，长期以他们来处于经济、政治、保障上的不利地位。近些年来，国家陆续出台了许多政策，以减轻农民的负担，改善他们的生产、教育和医疗等现状，其中从 2003 年起开始试点施行的"新型农村合作医疗"（New Cooperation Medical Schemes，NCMS，简称"新农合"）就是一项全面提高农村的医疗卫生水平，重点解决"大病"导致的农民"因病致贫，因病返贫"问题的重要举措。

作为北京大学学生，我们应当胸怀天下。"纸上得来终觉浅，绝知此事要躬行。"我们不能只满足于书本上的知识，要想真正了解中国农村的现状，尤其是医疗卫生现状，就必须深入实地，亲听、亲谈、亲历，把握"新农合"这项政策实施的脉搏。怀着这样的信念，我们——来自公共卫生学院 03 级的王晋伟、杨祖耀、高向阳、施雨共四名本科生，决定进行一次关于新农合的实践之旅。但是，刚刚进入大三，还在医院进行临床实习的我们还没有接触过公共卫生专业知识，对于新农合、社会调查、问卷设计、数据录入与分析这些知识一点概念也没有，以前也从来没有类似的经历。所以刚开始时我们几个人都很茫然，不知道该从何做起，鼓起的干劲不知道该往哪儿使。很荣幸的，我们听说北京大学公共卫生学院流行病与卫生统计学系有一位新农合方面的专家——王红漫老师。我们主动找到了王老师。王老师非常热情，在百忙之中抽出时间指导我们如何制订一个计划，如何完善和规范问卷，在实践中如何开展调查，有哪些注意事项，应该如何与农民接触，应该收集什么官方资料等等。王老师告诉我们，对于这次社会实践的定位，我们应不光着眼于调查新农合政策本身，更要从农民的生活方式、经济收入、思想状态，以及农村的地域环境、基础设施、风俗习惯等多角度立体地审视某项卫生政策如何与一个人群的需要契合。同时，也要对当地的健康教育有所贡献。如果说王老师在学术上的支持为我们的实践活动注入了科学的能量，那么她的人格魅力、对学生的无私帮助和关心则给予了我们探索未知领域的兴趣和勇气。

经过王老师的指导，我们明确了目标，找到了方向，大家又重新鼓足了干劲。依照王老师的指导，我们制订了详细的计划，并一步步实施。首先，我们进行了系统的文献及政策学习，利用空余时间，四名同学一起学习了中央和地方的新农合相关政策、学术期刊登载的有关文献以及媒体有关新农合的报道，做到信息层次上的全面掌握。其次，我们积极与学院团委联系，撰写实践计划，申请实践经费。最后，我们进行了材料的汇总并做好了出发前的准备。为了能对当地的健康教育有所贡献，我们向中国疾病预防控制中心（Chinese Center for Diesase Control and Prevention，CDC）健康教育所提出请求，得到了他们馈赠的 7 大类数百册健康教育图

施雨，2003 级北京大学学生，现就职于首都机场出入境检验检疫局。

书。我们准备将这些图书赠给当地的医疗部门、宣传部门和村民个人。临行前一周，我们四人多次讨论，确定了最终的现场调查计划，并且在王老师的指导下，进行了多次模拟调查训练。所谓模拟调查训练就是依据所要调查的真实环境，模拟调查者和被调查者。被调查者会针对问卷的问题进行多种不同回答或不予回答，调查者应该尽可能应对所出现的各种情况并高效完成问卷。模拟调查训练是一个很好的训练方式，对提高我们的调查技巧以及完善问卷都很有帮助，从之后的实地调查中也可以很明显地看到这一点。在备齐了相关材料和各自行装后，出发前的一切准备工作就绪。

7月22日下午，我们一行四人到达兰州市，并于当天与接待单位——兰州市疾病预防控制中心取得了联系，确定了行程安排。我们的总原则是按照县、乡、村三级医疗卫生网络自上而下进行调查，主体工作为采用"提问—回答"方式进行新农合问卷入户调查。第一天早晨，当我们访问皋兰县卫生局的时候，魏局长一上来就问了我们一个问题：你们知道什么叫新农合吗？在听到了我们的回答后，魏局长露出了欣慰的笑容。幸亏提前有所储备，不然我们就要出丑了，而且也会使接下来的工作遇到困难。在接下来的几天里，在我们进行入户问卷调查时，我们的问卷技巧逐步提高，从刚开始紧张，问起来结结巴巴，到最后与农民们谈笑风生；从刚开始老被怀疑身份，到最后农民经常请我们吃西瓜，把我们当成一家人；从第一天只完成了13户，到最后一天完成了44户……调查过程虽然很苦、很累，但是我们的内心充满了喜悦。在这个过程中，我们不但学到了很多东西，更重要的是，这些基本上都是我们自己独立完成的。在这5天里，我们走访了皋兰县的4个乡镇的4个村，深入了解了各乡镇的人民政府、卫生院及合作医疗委员会办公室等机构关于新农合的运作情况，并入户调查了103户村民，合计468人。最后，为期5天的社会实践圆满结束。

回到北京后，我们整理了此次调查的问卷、录音、笔录和照片等资料。这时，又一个严峻的问题摆在我们面前，从来也没有分析过数据的我们根本不知道该如何去做。无奈之下，我们又去寻求王老师的帮助。王老师一如既往地耐心指导我们，教我们如何用epidata制作模板、录入数据并双录入逻辑检错来进行了质量控制，如何用SPSS做简单的数据处理和分析，并且交给了我们一篇已经发表的关于新农合的文章让我们参考和学习。通过王老师的悉心指导以及我们的努力，我们终于完成了自己的关于此次暑期社会实践的调查报告。

通过本次暑期社会实践，我学到了很多东西。另外，我感觉这种教学模式非常好，即老师前期指导—同学自己实践—老师帮忙总结分析的三段模式。前期指导让我们明确了新农合的内涵，把握了方向，做好更有规划的准备，相当于"开题"。在实践的过程中，发挥了学生的能力，相当于"科研过程"。最后与老师交流、总结、升华，相当于"写论文，得出科研结论"。这种三段模式与以往老师全程带着同学实践不同，此次暑期社会实践现场部分是我们四个同学独立完成的。出发之前，我们曾因种种对实践不利的因素而感到忐忑不安：没有带队老师，缺乏对农村和农民的了解，存在语言的障碍以及交通的阻隔，并且可能会受到冷遇，等等。但是，正是因为考虑到有可能遇到的重重障碍，所以我们做了大量的准备工作，尽量准备好每一个细节，所以实际工作中反而没有遇到太大的问题。这个过程锻炼了自己思考如何去完成一件事的能力，锻炼了与人打交道的能力以及团队协作的能力。我想，现场如果有老师带着做，可能过程会更轻松，但不一定能学到这么多东西了。如果全程没有老师的帮忙，那我们可能根本无法继续此次暑期社会实践，在整体的计划和准备方面就会出现很多问题，在现场更是会遇到相当多的问题。最可悲的是，很有可能经过辛苦调查得到的东西最后却没有太大用处。因此，我觉得这种老师前期指导—同学自己实践—老师帮忙总结分析的教学模式是值得推广的，既可以最大限度地节省指导老师的时间，还能充分发挥同学的自主意识和创新能力，达到最大程度的锻炼效果。在学习效果方面，老师在前期给出了正确的方向，学生在通过亲身实践后会留下一个非常深刻的印象。事后的交流、总结和升华更是可以让此阶段的实践所得融会贯通，使其真正变成自己的东西的必要手段。我们还学会了把收集来的数据转化为科研成果，从而锻炼了学术能力。

有付出就有收获。在王老师的帮助和鼓励下，后来我们参加了北京大学医学部暑期社会实践成果展示，并最终摘得了最高奖——首都大学生暑期社会实践优秀团队的荣誉。

轻松而严谨，自导而创新
——"国际卫生与卫生国情概论"课程感想

王东岳

"国际卫生与卫生国情概论"是一门与众不同的通选课。在这门课上，我不仅能学到国际卫生的相关知识，更能学到关于思考、读书、措辞演讲以及自己发现并解决问题的方法。通过对卫生知识的学习，使我们提高了学习能力。

本课程在以下几个方面给我留下了深刻的印象：

一、自由、轻松的课堂氛围

在课堂上，老师摒弃了陈旧的授课方式，没有在讲台上一条条地念 PPT，也没有布置很多练习题作业，而是以一种聊天的方式与我们聊卫生问题。这种讲课方式能让我们参与其中。与常规讲课方式不同的是，即使过了几年，我们忘记了上课的具体内容，也会想起某节课上老师跟我们聊了什么而回忆起相关的知识。或者说，这门课教给我们的不仅是一条条"知识"，也是一种潜移默化的生活化的"想法"。

另外，老师以第一节课上我们做的一份测试题中出现的问题为切入点，每节课讲解 1～2 个问题，然后会留下一些问题让我们思考，在下一节课时我们汇报自己的想法。

二、严谨、规范的要求

这门课给我印象最深的地方莫过于老师每堂课都会强调的两句话"PPT 不要超过八行"和"参考文献引用要规范"。另外，老师也总会说如果我们将来有机会到国际会议上汇报，这也是十分重要的两点。

我也认为这是非常重要的两点。正如老师所说的，PPT 是给台下同学看的，而不是给讲话的人看的，所以能让台下的人看清楚才是最重要的，即使不去国际会议汇报，能够让人看清楚PPT 也是演讲时十分重要的一环。

参考文献引用的规范性也是尤为重要。这不仅是一个人是否受过专业科研教育的标志或体现，也是同学写文章时内在严谨性的一种体现。所以老师经常强调的这两点让我能记一辈子。

王东岳，2013 级药学专业（六年制）本科生。

三、让同学们在自己解决问题的过程中学习

老师布置过很多让我们自己去了解或解决的问题，比如让我们分小组去讲解某种疾病的概述。国际上目前实行的保险类型都有哪些，以及三级卫生医疗制度概况等。

其中的几次讨论让我们至今历历在目，一是是否该消灭天花病毒，二是如何解决人们更倾向于去高级医院看病而造成基层医院门可罗雀的现象，三是当前的医疗保险存在哪些问题，等等。我在这些讨论中收获了远比了解某些疾病和医疗保险信息或知识更丰富、更有用、更生动的知识或能力，那就是发现和解决问题的能力。因为在听课时我们都是在知识表面去"溜冰"，而到了讨论时我们才在知识里面去"拔草"和"开荒"，也就是在此时才会面临"遇到具体问题时不知道到底该怎么办"的尴尬，而这种尴尬才是我们真正学习知识的开始。

老师还会让我们看电影，从而直观、感性地了解某种疾病的可怕，比如描写埃博拉出血热的《极度恐慌》和涉及麻风病的《天国王朝》。我认为通过电影了解到疾病的信息比从书本上或课堂上了解到的还要清楚，因为电影能通过画面、声音、剧情和人们的反应更加生活化、具体化地对疾病进行诠释，而不是生硬、乏味的讲述。

四、只看目录就能学到极多内容的课本

我一拿到这门课的课本时就看出了其中的厉害之处——目录。每条目录不仅有标题，还会附带简短、形象的解读，比如"糖尿病——疾病也有仇富心理"之类，一下子就了解到了本章的要点。另外，标题下还有一小段对本章内容的概述，基本上只看目录就可以了解这本书的全部内容。

我认为这一点很重要，对于大学生来说，我们特别需要这样的目录。

以前我总是苦于有太多的书要读，但根本读不完，因为我一直在采用"定义-原理-公式-应用"这种读书方法，也就是从前到后一个字一个字顺着读，生怕漏掉某些内容。这种读书方法除了消耗大量的时间外，还有一个最大的缺点就是会让我陷入无限的细节中而忘记这本书的整体联系。如果一本书能有一个好的目录，就可以从大处入手，随着大标题、小标题而逐层深入，到遇到问题时再提出某一部分内容去看细节。实际上现在我就开始采用这种读书方法了，使效果提高了很多。

五、跟踪科研前沿的习惯

老师在上课时会让我们通过百度搜索或去知网查找文献等方法查询某些科研前沿，这是十分重要的。因为如果不能跟踪前沿，那么我们就只能活在过去，并且会与国际形势脱节，造成自己所研究的课题大大落后于国际研究。

六、老师激发了我的创造力

有一次上课时老师提问怎么改进现在的口罩，我不知为何对此产生了兴趣，从而玩儿似地设计了一个口罩，没想到老师对我的设计很感兴趣，这让我信心倍增，使自己的创造力有了爆棚式

的提升。在思考如何解决流感的宣传问题时，我想到可以把感冒改成"府毒"之类骇人听闻的名字而引起广大群众的注意；当我想去解决高级医院爆满而基层医院门可罗雀的问题时，我想到了一种链式医疗制度。虽然这些想法有太多的实际问题而最终没有得到认可，但是让我感受到了创造带来的乐趣。

我有了一种前所未有的自由感，想要去创造一些自己的东西，而不是被纸笔、鼠标和键盘束缚，我想去找路子解决问题，我想通过实践去改变世界，我想发现问题并找到解决问题的办法……总之，我觉得我现在无法阻挡，除了我自己的想象力有限和懒惰以外没有人能阻挡我。即使失败了又有什么关系呢？我感觉我正在通向诺贝尔奖的路上，虽然现在还只是痴人说梦。

当我选这门课时，我是冲着这门课只上半学期就能拿到 3 学分而选的。现在，我却觉得成绩无所谓了，因为这门课给我的东西远比成绩本身多多了。

主动学习，积极学习
——"国际卫生与卫生国情概论"课堂感受

夏 雪

关于"国际卫生与卫生国情概论"这门课，我有很多感受。我将根据这门课的进度来一点一点谈谈我的收获与体会。

最初看到了王红漫老师所写的课程简介后，我就选择了这门课。我认为作为一名医学生，学习卫生方面的知识是必不可缺的，而且，从课程简介看，这应该不是一门很"水"的课。出于对时间重要性的考虑，与其他同学相比，我选择了这门比较实在的课，当然不排除高学分对我的吸引。

上第一节课时，王老师就让我们做了一个问卷。说实话，里面的问题我基本不会，当时就感觉我这门课的确是选对了。我想即使我只是学会了这个问卷上的知识，那也是非常大的收获。之后老师又向我们介绍了"金苹果"教学方法。最初我对这种教学方法的介绍并不感冒，几乎感受不到她的独到之处，当然这也只是开始时我的想法。

从第二节课开始，老师就把我们之前做的问卷做了分析，开始介绍各种疾病，并且通过PPT进行展示。其实对于这个展示我还是蛮想做的，结果没轮上我。不过后来我在英语课上的PPT展示做的是"疾病的基本知识"，把从选修课上学到的一些知识应用到了里面。当然，我获得了英语老师的夸奖，我要感谢王老师教得好。这一段时间里，我觉得我获得的更多的是对疾病的了解，并开阔了视野。我觉得老师将不同专业、不同年级的学生分配到一组，真的是一件很明智的事。在小组讨论中我可以很明显地感觉到大家思维的火花在碰撞。一些师兄、师姐的思维很发散，讨论也非常积极，让我有一种置身于学术论坛的感觉。但是这个阶段我自己还处于倾听状态，并没有主动、积极地加入。

课程大概上到一半的时候，开始涉及中国农村医疗卫生问题，这时候我觉得我才真正开始转动脑筋，思考问题，并努力发言。刚开始，我有幸被抽到做有关国外医疗卫生制度的PPT展示。我认为我做得并不是很好。因为我发现，每一种医疗保障制度都非常庞大，而且各具特色，在短短的一周内，如果只是查几篇文献，根本做不到了解，导致展示时出现了慌乱。不过对于这个过程我是非常享受的。对一个几乎不了解的东西，自己到网上、图书馆或各种数据库里寻找它们的踪迹。从不了解，到有些熟悉，到恍然大悟，这就像一场探险，最后再把它们整理到一起，做成PPT，为这场旅程画上一个完整的句号。平常学习专业课时我习惯了倾听老师，从老师那里了解自己不知道的知识。现在换成自己来，的确会更加用心，而且会思考得更多。在这段时间的课程里，我才真正见识到了真正的"金苹果"教学。每一次同学做PPT展示时，老师总会挑出一些很独到的问题，让我们发表自己的看法，而这些问题平时几乎都会被我们忽略，从而引发激烈的讨论，并成为下一堂课的解决重点。整个课程一环扣一环，充分发挥了我们的主动性和积极性。

夏雪，2014级护理学专业（四/五年制）本科生。

虽然每次讨论都像一场大混战，不过真是畅所欲言，就像头脑风暴一样。

之后，我们又以不同的省份分组，调查自己身边人的医保情况。这个课题我觉得是整个课程期间大家参与度最高的一次。每个人都要提供数据，小组里有的负责汇总，有的负责分析，最后大家一起讨论这份数据。这种教学方式不仅提高了大家彼此的熟悉度，而且非常贴近生活，让我们觉得书本与现实之间不再有十万八千里的距离，相反，它们可以贴得很近。虽然我们采集的数据很少，不具有代表性，而且只能做定性分析，但是，它的确让我们认识到了一些问题，让我们尝试着为情况的好转而出谋划策。讨论的时候我觉得我真想成为那些"高大上"委员中的一员，为解决民生疾苦而努力，其中的满足感自然不言而喻。通过这门课的学习，我的眼光会放得很长远，思维会很发散，这种状态在我看来是非常棒的。

课程快结束的时候，老师让我和薄祎凡负责收集一下同学们关于几个问题的看法。说实话，我有点受宠若惊。我上了大学后就不再担任班干部，仿佛自己被淹没到了人群中。老师的这个决定让我觉得我好像成为一个很有用的人，肩上负有责任的感觉就是不同。不过我也意识到，在任何一门课程中，有些事情只要去争取，其实它远没有自己想象的那么难。

说了这么多，总而言之，这门课不仅让我学到了一些基础知识，更多的是我拥有了积极向上的学习态度，我想这对我的整个大学生活来说都是十分有益的。

自我学习，全面提高
——"国际卫生与卫生国情概论"课程总结

田　园

本学期我选了王红漫老师的"国际卫生与卫生国情概论"课程，感觉很有收获，对国际卫生也有了比较概括的理解。

首先，我学习了与卫生国情相关的专业知识，如中国、日本和韩国的医保政策。当然，我还是对中国的医保政策了解得比较多，并进行了积极的思考。另外，我还学习了数据处理的有关知识，包括数据的录入、数据的分类等，这对我今后学习统计等专业方面的知识有非常大的帮助。对我最有影响的是老师的《医学社会学读本——全球健康国际卫生攻略》这本书。在我买来的第一天，就一口气把它看完了。这本书深入浅出，将普通人难以理解的专业知识以非常简单的形式和语言进行展现，容易让人理解。而且，在了解了这么多能够夺走人类生命的疾病后，我更坚定了自己从医的心愿，从而有了更高的追求。另外，我对自己的专业也多了几分了解，体会到了我们身上肩负的重任。

其次，在自我学习及研究能力上我得到了提高。就像老师的"金苹果"教学法一样，我们需要自己搬梯子，自己爬上去拿苹果，得到我们需要的知识。这一点在本学期分组进行的讨论中体现得淋漓尽致。在研究中外国家的医疗保险制度的过程中，我们抛开了以往老师讲、学生听的授课方式，自己查资料，找问题，并进行一系列的思考，从中学习知识，然后再进行小组汇报。这样的形式能够让我们更好地锻炼自己的学习及思考能力，并在交流中看到其他小组的闪光点，对自己的知识和眼界来说都是一种补充和扩大。

再次，通过这门课程我获得了对自我的肯定。每次汇报时我都会精心准备，不论是在讲台上的展示，还是在台下的 PPT 制作，抑或是资料的收集与筛检，每一部分工作都没有自己想象的那么容易，需要付出很多时间和精力。每一次讨论和展示对我来说都是一次宝贵的锻炼机会，我很珍惜这个机会。每当汇报时，老师的每一次点头，面对我稚嫩思考的每一个建议，同学提出的每一个问题，对我来说都是宝贵的，也让我在一次次报告中丢掉了最初的紧张和不自信，逐渐肯定自己，使自己变得自信起来。我想，这是从其他课程中我得不到的东西。同样，老师严谨求实的作风也深深地影响了我。老师对论文格式要求的讲解，让我明白了应该如何对他人的研究成果表示尊重，也明白了自己的思考有多么重要。老师一再强调，作为北大的学生，我们必须站在科技的前沿。我想，曾经的我是做不到的，不过今后我会多关注医学知识，走在科技的前沿，这样才能给自己更多的启发与思考的机会，开拓自己的视野。

重实践是我在这门课中学到的另一个重要的思想。在第一次课堂上，老师让她的同学给我们做了社会实践的报告展示。在这次展示中，我看到了他们的努力、辛苦和收获。我很羡慕，也很希望自己能有这样的机会锻炼自己。在后续的课堂中，老师也总是让我们独立思考，也找机会带

田园，2011 级预防医学专业（七年制）本科生。

我们走出课堂，进行实践，这也体现了重实践的思想。

最让我开心的是，在这门课中，通过讨论学习，我结交了许多朋友。我们在学习中探讨，在探讨中学习，对彼此都有很大的帮助。同时，这门课也让我有机会去锻炼自己的社交能力，与大家分工合作，从而最快、最好地完成问题讨论。

总之，半个学期过去了，最初的以"学分"为主的想法早已消失不见，从这门课中我学到了比学分更重要的东西，很感谢老师的讲授与建议。

学以致用，方为大成
——"社会学研究方法"课程学习心得

李扶摇

2014—2015 年度下半学期，导师王红漫教授开设了"社会学研究方法"课程，我有幸聆听并收获颇丰。王教授以开阔的视角、广博的知识、丰富多样的授课方式，为学生们梳理出了清晰的知识脉络。同时，她把知识理论与热点话题相结合，引领我们从多角度、多维度展开思考，从而开阔视野、求真务实、学以致用。我既有感于导师之博学，亦受益匪浅。

一、开阔的视角，生动的授课

"工欲善其事，必先利其器。"想要娴熟地运用社会学的研究方法去分析和研究社会的现实问题，首先必须能够扎实地掌握相关的理论知识。王教授在"社会学研究方法"课堂上首先向同学们讲授了研究方案的设计，强调合理进行方案设计的重要性。而后围绕这个主题，从不同角度进行了细致的讲解和分析，并开展了互动讨论。为了拓展同学们的独立思考能力，帮助我们提高感性认识，王教授在课堂上引入了大量经典的社会学案例，例如茶室交易（Tearoom Trade）研究、权力服从（Obedience to Authority）研究以及《科尔曼报告》（*Coleman Report*）的启示等，组织同学们积极地进行案例分析和讨论。通过启迪式的教学，引导同学们积极、主动地思考。经过王老师的鼓励和启发，原本比较内向、沉默的同学也逐渐勇于发言，表达自己的观点，大家开始了积极的讨论甚至辩论，课堂气氛十分热烈，使学生既掌握了知识，也学会了学习的方法。

二、经世致用，理论结合实践

"事关民生国命者，必穷源溯本，论其所以然。"社会学的研究议题可谓关乎国计民生，而"社会学研究方法"作为一门理论性课程，单就其理论的本身来说，讲授起来是枯燥、单一的，但王老师把单一的理论有机地融入了现实问题和经典案例中，启发大家主动思考。课堂上精彩演讲不断，同学们开展了激烈的辩论，将理论与实践紧密结合，使每一个知识点都能紧跟实际的案例，趣味横生，从中更是体现了导师在平时的生活中都在细致地观察和思考时下的社会问题，言传身教，为同学们树立了做学问的榜样。在课堂讨论中，老师组织同学们就"黄金大米案""小保方晴子造假事件的余波""诺贝尔奖得主野依良治引咎辞职"等多个时下的热点话题展开了讨论。通过深入浅出的传授，引导大家在实践讨论中进一步加深对理论知识的理解。在学习我国的

李扶摇，2014 级医学社会学专业博士研究生。

课程名称：社会学研究方法；课程性质：专业必修课/任选课；总学时：36 学时；总学分：2 学分；开课单位：北京大学医学人文研究院。

医疗保障体系时，导师没有采用传统的讲授背诵法，而是引导同学们对自己家庭中四代亲友目前所享受的医保类型、满意度以及意见和建议进行调研，使大家主动深入实践，深入生活中去学习和体会，从而更扎实地掌握知识。同时，能够较好地把所学知识与今后的实践相结合，从而做到"明理以务当世之事"。

三、"金苹果"教学法，引导启迪

"授人以鱼不如授人以渔。"王老师在授课过程中，不但注重同学们对于知识的掌握，更注重培养同学们的学习能力。王老师运用其独创的在教育界备受好评的"金苹果"教学法，引导大家积极表达观点，启发同学们进行独立思考，使大家获得了良好的学习方法和自主研究能力。在课程开始前，王老师逐一询问同学们的知识背景和研究意愿，有效地进行因材施教，并在课前测评，课后总结，使大家清晰地感受到自己知识的逐步积累及视野的拓宽。导师还充分利用现代新媒体的便利优势，在微信群上建立讨论平台，及时开展课上和课下讨论，调动同学们的积极性和自主性，培养同学们的学习兴趣。

王老师在"社会学研究方法"这门课上所传授给我们的不仅仅是知识，更是一套高效、实用的学习方法，以将我们培养成为一名能够自主思考、学以致用的知识结构复合型人才，引导我们架好梯子，自己去摘下一个个"金苹果"。在此，我感谢恩师的栽培和指导，也祝贺同学们都能顺利地完成课程，收获自己的"金苹果"。

丰富的安静
——谈学习"高级医学社会学"课程的收获

杨柠溪

"人生最好的境界是丰富的安静。安静，是因为摆脱了外界虚名浮利的诱惑。丰富，是因为拥有了内在精神世界的宝藏。"周国平这样说。在现实生活中，我们从未放慢脚步，加速度、快节奏地为生活和工作奔波，而医学生作为学生中最忙碌的群体更是如此。他们忙于永远上不完的课、做不完的实验、高强度的临床实习，却鲜有人关注医学社会学。医学发展中一些重大的社会问题与每一个医学人息息相关。通过对这个领域的学习，可以丰富医学人的精神家园，让他们的内心充实、丰富，思想得以沉淀。因此，在早已读过王老师的《医学社会学读本——全球健康国际卫生攻略》后，我便被医学社会学的魅力所深深吸引，决定选修这门课程。在结课时，我对医学社会学有了更深的了解与兴趣，并希望今后可以参与到相关的工作中。我认为医学社会学应该在更多的医学院校推广，并占有更重要的比重。下面是我对医学社会学的一些认识。

一、医学社会学——解读疾病与生死的永恒命题

多年以前，医学社会学对医学生来说是一个陌生的学科，开设这门课的院校不多，并且大多属于选修课。直到近些年，伴随着就医水平的提高和医疗技术突飞猛进的进步，人们在享受更多医疗服务的同时也对医学本身有了更高的期待。同时，市场经济带来的问题逐渐在医疗行业有所体现。医务工作者遭遇"做得越多，抱怨越多"的困境，而病人抱怨医生把他们看作机器，缺乏职业道德和人文情怀。在这个大背景下，医学社会学作为医学人文学科介入教学，以年轻医学生为教学对象，在培养职业道德以及提升人文修养与情操中起到了良好的作用。

为什么医学社会学这个看起来枯燥乏味的名词能有如此大的能量呢？我们首先要看看医学社会学研究什么，哪些属于医学社会学的范畴。顾名思义，医学社会学是社会学的分支，着重研究与医学相关的社会关系，如病人、医务人员和医疗保健机构的社会关系、社会功能及其与整个社会的相互关系等诸多方面。

医学社会学研究中涉及不同社会阶段中发生的疾病，疾病是主要的研究对象之一。而从社会学的角度看疾病，也是与时俱进的，现在对疾病的关注已经由单纯的生物学事件转向社会文化——人们试图在更广阔的历史语境中去研究疾病对社会文化的影响，疾病为社会带来了什么，社会又是怎样作用于疾病的，同时更加关注人们的健康观和疾病观。这种转向为人们理解疾病及其防治策略、分析当代卫生保健制度存在的问题提供了一个新的解决方式。这种从社会学角度对疾病的研究，也因此由学术性引导实用性，由身体事件（生物学事件）转为精神折磨（身心事件

杨柠溪，2013级科学技术哲学专业硕士研究生。

课程名称："高级医学社会学"；课程性质：专业必修课/任选课；总学时：54学时；总学分：3学分。

/灵性事件），由疾病诊断、治疗的发展（指导医学实践）转向疾病社会意义和文化价值（从关注疾病到关注人与社会）。而我们通过这样的学习，能从历史和社会的高度上在宏观层面认识疾病，脱离把疾病视为单一事件的观点。

除了对疾病的研究，事实上医学社会学还涉及医学社会史和医学思想史等，通过对史实的回顾研究医学观的发展，从社会学、伦理学、哲学、历史和宗教等角度分析医学对人的意义，评价医学的社会功能，用冷静、客观的眼光回顾历史，立足当下，展望未来。

可以说，医学社会学是一门"桥梁"课程，它不仅搭建起从自然科学到人文科学的桥梁，还是从过去到未来的桥梁。通过分析过去，为未来指明方向。同时，医学社会学本身是对医学的再审视，医学本身诠释着疾病与生死的永恒命题，社会学视角的切入让医学不只是由细胞、分子和基因构成的冰冷学科，为这份理智与安静注入了更多丰富的内涵。

二、学习医学社会学——让科技与人文碰撞出完美的交集

诗人荷尔德林说："世界充满劳绩，人却诗意地栖居在大地上。"海德格尔曾引用这句话来表述自己的哲学思想。海德格尔的思想与理论一直集中于突破笛卡尔以来占据统治地位的理性主义思潮。他认为人并非通过理性的工具来生存于大地上，而是通过"存在"直面人生本身，诗意地栖居于大地上。事实上，从医亦是如此。我们不仅需要各种指标和技术堆砌起来的理性，更需要认识医学本身，诗意地发现医学的人文情怀，同时也要认识医学的局限，让科技与人文相互补充，创造更美丽的医学。医学社会学的意义也在于此。对于年轻医学生而言，在成长的道路上，有过相对系统的医学社会学学习，会使学生不仅能够掌握人文社科知识，对自身知识结构有所补充，更能培养情操，提升精神修养，将医学社会学等人文知识贯穿在日常的学习和临床实践中，把自己塑造成既有精湛技术，又有人文情怀的医务工作者。具体来说，医学社会学的学习对于医学生成长所起的作用包括以下几点：

1. 拓宽知识广度，提高个人修养。

医学社会学作为医学人文学科，不仅是医学与社会学的交叉，更涵盖了人类学、历史学、伦理学、宗教学等多个学科的内容。医学生的课业负担繁重，在紧张的专业课中穿插医学社会学这类偏文科的课程，能使学生在轻松的氛围中拓宽知识面，引发有关医学与社会的思考。想要达到这个目的，阅读和学习优秀的医学社会学作品必不可少。如威廉·考克汉姆（William C. Cockerham）的《医学社会学》，以及王红漫老师的《医学社会学读本——全球健康国际卫生攻略》和"大国卫生"三部曲等。这些书中有丰富的插图与列表，还原真实的人物和事物，字里行间透露出对医学社会学的思考。医学生读了这些作品后，能用更多维的角度看医学，同时拓宽了知识面，使学习生活更加丰富，个人修养也会有所提高。

2. 培养人文情怀，深化医者仁心。

优秀的医生不仅要在自己的领域内"术业有专攻"，能够为病人解除病痛，更要对生命怀有敬畏之心，有医者仁心之恻。只有这样，才能称得上是好医生。在学习阶段，医学生对知识和技能的学习固然重要，但这一时期更是树立人生观、价值观和世界观的重要阶段，不只是要做一名技匠，更要做一个有人文情怀、有高度责任感的医生。学习好医学社会学，就要了解医学史。医学史上有众多彰显人文情怀的经典故事，如明代医生龚延贤在《万病回春》中有这样一段论述："医道，古称仙道也。原为活人，今世之医，多不知此义。每于富者用心，贫者忽略，此固医者

之恒情，殆非仁术也。以余论之，医乃生死所寄，责任匪轻，岂可因其贫富而我为厚薄哉？告我同志。当以太上好生之德为心，慎勿论贫富，均是活人，亦是阴功也。"事实上，他也是用高尚的医德、极高的责任感践行着自己的诺言。在对医学社会学的学习过程中，医学生会通过对史实的延伸阅读接触很多名言，如医史学家西格里斯在《西格里斯论医学史》中说："当我说，与其说医学是一门自然科学，不如说它是一门社会科学的时候，我曾经不止一次地使医学听众感到震惊。医学的目的不仅是治疗疾病，使某个机体康复。它的目的是使人调整以适应环境，使他成为一个有用的社会成员。为了做到这一点，医学经常要应用科学的方法，但是最终目的仍然是社会的。"更为众人所知的是克鲁特医生的名言"有时，去治愈；常常，去帮助；总是，去安慰"。通过对这些故事、名言的领悟，可以引发对未来的行医路更多的思考，进而提升自己的人文情怀。

3. 透过医学发展规律，掌握未来发展方向。

学习一门学科，对知识与技能的理解固然重要，而对学科本身宏观上的把握可以体现一个人的视野，并决定着可以在这一领域走多远。通过医学社会学的学习，学生就能在整个社会的宏观视角下发现医学的发展规律，并探究医学未来的发展方向。医学本身与社会密切相关，医学社会学更是搭建了这样一个桥梁，了解了社会学，才能更好地把握医学。

4. 引发学生对新技术的思考。

医学的发展是由技术的进步推动的，从器官移植、辅助生殖到基因工程、遗传工程等，近年来都有突飞猛进的进展。新事物的产生和发展都要经过一个由弱到强的过程，在这个过程中会不断地出现问题，正如这些新技术的发展往往伴随着伦理之争。通过学习医学社会学，学生可以用社会学的眼光看待这些新技术的产生与应用。了解不同国家制订的相关策略、政策和法律法规，可以更深层次地解读我国现有国情下对新技术的应对方式，从而使新技术更好地服务于临床，在遵守规定的前提下为病人造福。

除此之外，学习医学社会学还对培养医学生坚忍不拔、坚持真知的科学精神大有裨益。对中西方医学与社会知识的学习能使学生对东西方的医学与文化有更客观的认识，在坚持现代医学的同时不忘传统，在追求知识高速更新换代的同时不忘初衷。这些都有助于医学生坚持从事医学事业的信念，同时也有利于缓解当下日渐尖锐的医患矛盾。

当前的医学社会学教学的最终目的是使年轻学生更加理性、客观地审视医学，培养严谨的社会学思维，同时激发对医学事业的热爱。学习医学社会学的过程就是在纷繁复杂的社会中寻找内心"丰富的安静"的心灵之旅。我有幸在刚刚完成从艺术学院到医学院的过渡之时，接触到这样一门有趣又有深度的交叉学科，受益良多。

赏名家风范，抒己之所感
——"社会学理论"课程学习心得

张进瑜

作为医学社会学专业的博士研究生，"社会学理论"这门课程是我们的必修课程，同时也是我自入学之后就十分期待学习的课程。在 2014 年准备考取王老师的博士研究生时，我自己进行了一些社会学知识的自学，当时就感觉到自己在专业知识方面亟待加强。经过认真的准备，我有幸考取了王老师的研究生，入学后在参加组内学习、社会实践和综述撰写方面时更加迫切感到了自己在社会学理论知识方面的欠缺。通过本学期课程的学习，我切身感受到了王老师渊博的学识、丰富的教学经验和严谨的工作作风。在体会和学习专业知识的同时，我也理解了王老师谆谆教导的良苦用心。下面就课程学习三个方面的心得进行分享。

一、社会学经典著作赏析——在浩瀚的社会学知识海洋中遨游

本课程令我感受最深的是在短短的九周时间内欣赏和学习了很多经典的社会学著作，在王老师的带领下，我们仿佛在浩瀚的社会学海洋中遨游，汲取知识和力量。经典著作的读书汇报赏析包括奥古斯特·孔德（Isidore Marie Auguste Francois Xavier Comte）的《论实证精神》、马克斯·韦伯（Max Weber）的《新教伦理与资本主义精神》、托马斯·库恩（Thomas Kuhn）的《科学革命的结构》、卢梭（Jean－Jacques Rousseau）的《社会契约论》、费孝通的《乡土中国》等。同时，王老师还指导大家学习了"后现代主义思潮的现代含义""马克思主义或批判理论""诠释社会学"等社会学理论知识。其中，《论实证精神》读书汇报是我来做的，非常感谢王老师给我这样一个机会。《论实证精神》是我考取社会学专业后王老师推荐我读的第一本社会学经典著作。这是一本 16 开本 95 页的一本书，并不算厚，刚拿到时感觉应该很快能读完。可是我想错了，读了第一遍之后我根本没有读懂，于是读了第二遍，把不懂的地方作了记号，对不懂之处进行相关知识的自学，这样才对本书的内涵有了理解。在课堂上进行了此书的汇报之后，王老师进行了经典的点评，将作者在 19 世纪讲到的深奥理论与 21 世纪的现实生活中的实例进行了结合和深入浅出的讲解，顿时令我茅塞顿开。其他同学进行了经典的读书汇报后，王老师也都进行了精彩的点评和讲解，使我们在半个学期内就领略了众多社会学经典著作，大大提高了学习兴趣和效率。课堂上王老师多次强调"三分听课，三分实践，四分读书"，课堂的经典著作导读赏析使我更加切身体会到了读书的重要性，也明白了老师谆谆教导的良苦用心。

张进瑜，2014 级医学社会学博士研究生。

课程名称："社会学理论"；课程性质：专业必修课/任选课；总学时：54 学时；总学分：3 学分；开课单位：北京大学医学人文研究院。

二、核心概念界定——掌握社会学基础理论知识

在课程学习中，我切身体会到了"概念界定"在社会学理论学习中的重要意义。王老师在第一节课就讲解了"什么是理论""什么是社会""什么是社会学"等重要的社会学概念。对于"社会学"一词，我比较认同的是1992年上海辞书出版社出版的《社会学词典》中的定义："社会学是从变动的社会系统的整体出发，研究人与人之间的相互关系及其发展规律，是通过人们的社会关系和社会行为来研究社会的结构和功能，以及发生和发展规律的一门综合性学科。"这与最早提出"社会学"一词的人——"社会学之父"孔德在《论实证精神》中写的"唯有全面重建才能结束现代重大危机，这种重建工作，从精神角度而言（这应居于优先地位）主要在于建立一门足以适当解释整个人类历史的社会学理论"有所呼应，二者都突出了社会学的"整体性"。之前我读过涂尔干（Emile Durkheim）的《自杀论》。涂尔干通过研究发现那些处在松散的社会关系，也就是与社会联系较少的人发生自杀的现象较多，这也是定义中写到的"通过人们的社会关系和社会行为来研究社会……"的例证。

三、多种教学形式——加强互动，提高学生的自主学习能力

在进行第一堂课学习时，由于选课同学较多，王老师将同学们进行了分组讨论，请同学们在小组内进行自我介绍，并就选课的原因和对课程的期望进行讨论，然后小组长统一在班级内汇报。这种形式大大提高了同学们之间的熟识和互动，使大家在专业学习的同时结识了更多的朋友，同时也使课堂的教学更加针对同学们的期望，深受大家的喜爱。在之后的学习中，王老师根据具体内容选择不同的教学方式，在课堂上分别采用了问卷调查、社会学经典案例导入、读书汇报会、校外知名学者报告、班级微信讨论以及学生社会实践调研等多种形式开展教学，增强了课堂的互动。在启发同学们的同时，使大家通过思考和学习理解了枯燥难懂的社会学理论知识。例如，在导读《新教伦理与资本主义精神》时，书里讲到了"加尔文宗"反对观察而推断"人是上帝的选择"。同学们对这种说法感觉比较晦涩不易理解，王老师为此将我国新一届政府实施的大得民心的"打虎拍蝇"行动进行比喻。也就是说在社会主义国家，人们贪污渎职是要受到法律的惩罚，相对而言，在当时的社会，加尔文宗认为人是为了上帝而存在，只要努力工作，就会受到上帝的眷顾，判决权属于上帝。老师的比喻和例证看似简单，实际上体现了老师思辨的哲学思想和渊博的学识，备受学生的好评。

综上所述，通过课程中理论的学习、读书报告的分享以及小组同学的讨论，使我们在开拓社会学领域视野的同时，也收获了知识和友谊，老师的授课技巧和高效的课堂管理调动能力也是我今后学习和工作的榜样。

执行主编按："制度性审查委员会"（Institution Review Board，IRB）是在科学研究中彰显人文关怀以及解决法律、伦理与社会问题的载体，有着重要的作用。目前我国尚未设立 IRB，单纯依靠伦理审查委员会解决科研中的伦理问题存在一定的不足，有必要构建 IRB 相关章程，推动 IRB 的设立。编者在北京大学医学部开设了研究生课程"高级医学社会学"，在授课中引导学生从社会学研究的伦理问题入手，学习了 IRB 相关知识；并指导学生借鉴国外已有的经验，探讨和起草了适用于我国的 IRB 章程，填补了这一领域的空白，对我国 IRB 的发展有着重要意义。现将该章程全文刊发，供读者参考。

制度性审查委员会

章　程

当今科学技术快速发展，面对科学研究所带来一系列法律、伦理等方面的问题，制度性审查委员会在彰显科学研究中的人文关怀以及解决在涉及人体、环境等方面的法律、道德、伦理问题的实践中发挥了积极、重要的作用。制度性审查委员会的设立可有力地补充我国单纯伦理审查委员会的不足，向以人为本全面、和谐、可持续发展的科学研究更进一步。

第一章　总则

一、目的

在涉及人及自然环境的科研项目中，在考虑研究者利益和科研需要的同时，对可能的研究参与者以及相关地区环境等一切利益负责。

二、宗旨

本委员会遵守中华人民共和国法律法规，尊重相关国际准则及现定标准操作规程，以《世界人权宣言》《世界卫生组织宪章》为指南，监督和维护科研活动的基本秩序，保护科研活动参与者的生命、健康、隐私和尊严，确保人与自然的和谐发展，推动社会合理、稳定地发展。

第二章　职责范围

一、总体职责

1. 对涉及人、动物、社会和自然环境的科学研究进行审查。

2. 审查内容为研究项目的合法性、科学性及伦理合理性。

3. 对研究涉及的法律法规、社会及公共卫生安全和发展、生命伦理、环境保护等方面的问题进行指导，促进科学研究文明有序、规范、安全地进行。

4. 对研究涉及和可能影响到的利益各方进行监督和协调，平衡科学研究参与者、社会和自然环境之间的关系；最大限度地保护参与者的权益，防范可能出现的各种风险，促进科学研究的健康发展。

5. 依据标准化操作规程，在研究开展前、进行时和结束后适时跟进监督和检查。

二、人员职责

（一）主任的职责

1. 有权对委员会成员进行推荐。

2. 主导委员会章程的制定或修改。

3. 审核并签署评审意见。

4. 主持委员会相关工作会议。

5. 负责委员会有关培训和继续教育，促进多方交流。

（二）副主任的职责

1. 负责安排委员会各委员的知识培训及继续教育。

2. 指导委员会秘书做好档案管理工作。

3. 委员会主任缺席时，由副主任代行主任职责。

（三）委员的职责

1. 对提交审查的研究项目进行充分审查，参加委员会会议并对研究项目进行讨论和评价。

2. 对委员会记录进行保密。

3. 积极参加与委员会相关的继续教育。

（四）秘书职责

1. 负责委员会的日常管理工作，并向主任委员报告。

2. 负责受理审查申请材料，告知申请材料需补充的缺项。

3. 依据提出审核申请的具体数量组织安排委员会会议的频率。

4. 根据安排的会议日程通知委员会委员参加会议，并在会议前将审查材料提交委员会委员预审。

5. 负责安排会议日程以及会议记录。

6. 根据审查结果准备评审意见，提交主任委员审核签发，及时将审查决定传达给申请人。

7. 对所有批准的研究项目组织开展合适的跟踪审查，包括修正方案审查、不良事件报告审查等。

8. 负责安排委员会委员与研究参与者之间的沟通。

9. 负责委员会经费管理工作。

10. 负责委员会文件档案的管理和归档。

第三章 工作任务及工作机制

一、工作任务

1. 制定审查的标准操作流程，明确审查文件目录、文件要求、审查形式、审查周期等具体工作流程，为受审者提供明确的审查依据和标准流程。

2. 公平、公正地审查受审查者所提交的文件、资料，以保证其在批准前内容及操作符合伦理、道德、法律法规等的要求，并对研究进行公平性、可行性及风险评估。

3. 跟踪受审查研究的执行过程，要求受审查者收集研究过程中更新的文件、资料或所发生的安全性事件进行备案和审核。

4. 组织展开相关的审查教育、培训和咨询。

5. 在审查过程中，对于涉及人类受试者的研究进行初始和持续性的审查、培训、稽查、提供帮助（会见研究者，对其申请项目的准备和审查提供帮助）、参与讨论、提出改进意见。

6. 与国际最前沿的信息接轨，信息技术人员需要对相关文件资料进行检索和管理。

二、工作机制

由科研项目负责人向委员会递交审核申请，由委员会秘书收集初审材料并在委员会主任委员、副主任委员的核准下于 10 个工作日内确定参加本次审核的委员名单。原则上委员人数至少为 7 人，视具体情况可增加。

结果的确定：①批准。法律专业人员及非科学专业人员通过且有超过 2/3 的成员表示通过，则项目获得批准。②暂缓批准。对项目内容适当做出调整后再次审核。③不批准。

三、监督机制

建立科研项目制度性审查监督体系，在国家及省市级层面建立全职的、独立的制度性审查监督委员会，对辖区内各机构的制度性审查委员会进行监督、指导、定期复核组内成员。

第四章　人员组成

一、制度性审查委员会

1. 制度审查委员由专家委员和公众委员组成。成员至少有 7 名，并且应当有不同年龄段、性别的委员，少数民族地区应保证有一定比例该地区主要的少数民族委员（至少 1 名），公众委员不少于 1 名。

2. 设立生物医学、管理学、伦理学、社会学、经济学、信息、法律、建筑等领域的候选专家库。专家委员从候选专家库中推举产生，当专家委员出缺或需要回避时，由制度审查委员会办公室从专家库中等额补选。

3. 公众委员可以从研究机构所在社区的居民代表中产生，也可以从研究受试者中产生，但应具备一定的文化水平和理解力。

4. 专家委员任期 4 年，可以连任。审查委员会设主任委员一人，副主任委员 1 人，由审查委员会委员协商推举产生，主任委员和副主任委员可以连任 1 届。

5. 制度审查委员会应当邀请或聘任法律人士为常任法律顾问，以提供法律意见或建议。如果审查委员对某项申请进行实质性的审查遇到困难时，可从候选专家库中邀请相关领域专家参加审议并发表意见，但该专家不具有投票权。

6. 制度审查委员会下设办公室，办公室人员或秘书负责审查的组织和日常工作。

二、制度性审查监督委员会

1. 由国家科技部、省市级科委负责人员任命，至少由 3 名全职人员组成，可依据督导、检查的不同项目内容聘请兼职专家或其他相关人员。

2. 主任委员应具备科学的专业背景，副高级以上专业职称，并从事科研审查工作满三年或者从事其他科研监督工作满五年。

3. 委员会委员及委员会秘书由行政管理部门直接任命。

第五章　经费保障

一、制度性审查委员会

1. 在科研项目立项申请时加入制度性审查经费内容。

2. 由申请者及其所在机构按年度缴纳一定的审查费用。

3. 专家以兼职形式参与委员会工作，按次付给专家劳务费。

二、制度性审查监督委员会

1. 由国家科技部及省市级科委统一筹资。

2. 建立和完善专项资金监督体系，实行单独管理及核算，确保专款专用。

北京市教育科学"十二五"规划重点项目
"医学教育领域实施素质教育的模式及策略研究"
成果汇报暨交流会：120 共识

2015 年 1 月 20 日北京市教育科学"十二五"规划重点项目"医学教育领域实施素质教育的模式及策略研究"成果汇报暨交流会在北京大学医学部召开。来自北京大学社会科学部，北京大学医学部党委宣传部、教育处、团委、医学教育研究所，以及基础医学院、药学院、护理学院、医学人文研究院、北大医院、北医三院等领导、专家、学者莅临交流，各院系学生代表也积极参与。《经济日报》《健康报》《医师报》《中国卫生人才》《中国卫生》《中国医院院长》、"百度健康""医策"等媒体记者 50 人参与大会。项目负责人北京大学王红漫教授汇报了项目自成功竞标实施以来取得的主要成果。与会专家学者达成如下共识（简称"120 共识"）。

作为哲学社会科学领域的一项研究，"医学教育领域实施素质教育的模式及策略研究"符合选题的需要性、科学性、创新性和可行性的基本原则。

积极引导医学生深入实际了解中国的卫生国情既是学生成长、成才的一个必要条件，又是对医学教育改革重要途径的探索，同时也是推动医学"适宜技术"发展的需要。

教学改革（简称教改）的第一要素是"教师"。与传统的课堂教学相比较，走出教室到社会实践中去，需要教师有全新的理念，有胆量，有担当，不怕辛苦，有奉献精神。王红漫教授带了一个很好的头。这个项目有着深远的意义，推动教改并培养青年教师，整个人文社会科学和哲学的老师都应该意识到这些，将课堂推动延伸到社会上去。这个项目有着推动、带动全局的作用。

先进的理念是真正的先进。该研究项目提出的"金苹果教学法""三维一体"的教学模式等实践对学生自主学习进行了探索，具有新意，值得肯定。

本项目的针对性和实践性是非常强的，确实是社会需要的。在前十年教学科研工作基础上成功竞标立项，从开始立项经历了 4 年的理论与实证研究，理论指导实践，学生反映好，达到了预期的目的。通过交流会总结出该项目具有以下三个特点：

第一，将课堂延伸到社会，这是一个典范。让学生深入农村走访调研，在实践中，让学生从认知到从理性到思考，让学生了解我们的社情和国情。

第二，把人文情怀融入了专业中。采用哲学的圆点思想，社会学的调查方法，美学、体育学、教育学等学科的知识，从精神上和人文的情感上来陶冶学生的情操。现在社会上发生了很多医患纠纷，医患关系比较紧张，缺少人文情怀是导致医患关系紧张的一个重要原因。如何将人文情怀融入到学生思想中是要在今后的工作中实现的，该项目起到了示范作用。

第三，创新性的教学方法。曾有三枚苹果改变了世界：夏娃的苹果开启了人类生存繁衍的历程，牛顿的苹果启迪我们认识客观规律的方法，乔布斯的苹果引领科技与美学融合的潮流，它们标志着人类的三次重要进步。而王红漫教授提出的"金苹果"教学法，则堪称"第四个苹果"。这第四枚苹果具有创新性，"金苹果"教学法比喻得非常形象。知识、智慧是金苹果，老师要教给学生怎么去搬梯子摘金苹果。这个梯子是个中介，包括知识和情感的因素。这个创新的教学方法是非常值得推广的，不仅对教育事业，也会对社会的发展进步产生重要的影响。

建议：

1. 课题组提出的四大素质教育中专业教育课程与通识教育（人文、社会、数学与自然科学）9 大课组之间的张力的解决是很重要的问题。

2. 将"卫生国情与国际卫生"从选修课改成为必修课。如果今后能够与学校的学工部、各个学院的辅导员等联手，可以进一步提高教师与学生的参与率和受益面。

3. 哲学社会学、人文学科、思想政治教育等课程可多多借鉴王红漫教授的做法，把理论教学与社会实践活动紧密结合。

4. 将课题中已发表文章中的"策略"研究的体现、量化的评价方法补充进结项材料。

（本材料由会议录音整理）

以下是部分专家和学生代表对项目课题组的反馈：

您多年来，坚守着对教学科研的热爱，深入社会实践，对国家发展的关注非常令人尊重和敬佩。

——耿琴　北京大学社会科学部副部长

很高兴能参加您主持的"医学教育领域实施素质教育的模式及策略研究"成果汇报会，也有幸了解到您所做的课题研究和成果，从中学习了很多，非常有收获，对我们在学生工作中树立以学生为本、引导学生自主学习以及全力帮助学生进行实践学习的理念又有了进一步的加深，也让我们看到专业教师在育人过程中可发挥的重要作用。"120 共识"概括得很好，反映了与会者的心声，也说出了我想说的话。希望在今后的工作中能得到您的支持和帮助！

——张红梅　北京大学药学院党委副书记

北大教授接地气的"三维一体"教学模式值得在高校中更广泛地推广，这是另一种形式的"走转改"，通过对在校大学生的素质教育，引领教育改革向更深入的方向发展。

——陈颐　（《经济时报》资深记者）

第四枚苹果一定会开创教学领域新纪元。

——政府管理学院　行政管理专业　2000 级学员

四年的学习不仅让我在专业知识上有了巨大的收获，更重要的是改变了我读博的初衷，让我树立了更高层次的人生观、价值观。老师的教导和实践的体悟让我明白了自己读书的意义和价值，从最初以获得光鲜学位、为自己谋得好前途、给家人一个交代的"小我"心态，变成了"读书为国家、学问为百姓"的"大我"心态。作为一名北大的学生，不只要有适应社会的知识和技能，更应该具有改变社会、促进人类社会发展的志向和情怀。

——于舒洋　医学社会学专业　博士研究生　1111110153

读万卷书，行万里路。深居象牙塔中求知的我们尽管通过五年医学本科学习掌握了扎实的基础理论知识和技能，但囿于书本知识的局限，对于医学的社会属性知之甚少。硕士三年的"卫生国情教育"训练使我在社会实践的大课堂中成长，并深刻认识到，医学的发展不但要探秘高、精、尖技术治病救人，还应将视线收回现实当中，倾听社会的声音——恤群众生活疾苦，明百姓真实所需。这正是一名公共卫生工作者的真正责任所在。

——陈方方　流行病与卫生统计学专业硕士
（现就职于中国疾病预防控制中心 性病艾滋病预防控制中心）

回想这半学期的学习思路，确实收获颇多，以后在其他学科的学习中以可以借鉴这种方法。

——预防医学专业　本科生　1110306224

　　王红漫教授讲课时有自己独到的授课方式，最有感触的就是老师那种"金苹果"教学法。王红漫教授给大家提供了充足的发言、团队合作机会，并开展了小组讨论，使每位同学都有张口说话的机会。在这方面，我要特别感谢王红漫教授。不仅仅锻炼，我的自主思考的能力和团队合作能力，还让我有机会与我校不同专业的学生进行面对面的交流。

——临床医学专业　本科生　2011级

　　学习了这门课以后，我对卫生国情和国际卫生都有了许多新的认识，通过科学的学习方法，我觉得我学到了很多。学习内容固然是重要的，我觉得更重要的是锻炼了能力。

　　这门课与其他课的不同之处在于，它有着比较丰富的课堂形式、活跃的课堂气氛以及严谨的求实态度。

——药学专业　本科生　1210307418

　　如果可以将此门课程的成绩参与学生GPA的计算，则将可以极大地提高其学习积极性。方法是可将此课程转变为各个专业学生的专业限选课。

——医学英语专业　本科生　1010120133

　　该研究具有三个特点：一是将课堂延伸至社会，这是一个典范；二是将人文情怀融入专业教育中，帮助同学们成长；三是提出了具有创新性的教学模式，尤其是"金苹果"教学法。

——耿琴（北京大学社会科学部副部长）

　　以前只知道亚当、夏娃的苹果、牛顿的苹果、乔布斯的苹果，今日方了解王红漫老师这里有第四枚苹果。曾有三枚苹果改变了世界：夏娃的苹果开启了人类繁衍的历程，牛顿的苹果启迪我们认识客观规律的方法，乔布斯的苹果引领科技与美学融合的潮流。王红漫老师提出的"金苹果"教学法在提高医学生专业素质的同时，赋予他们兼济天下的情怀。这第四枚苹果改变了医学生传统教育模式，不仅对教育事业，也会对社会的发展进步产生重要的影响。

——郭立（北京大学医学教育研究所副所长）

　　现代世界竞争根本上是人才的竞争，是人才的创造速度、创造质量与创造效率的竞争。自己找梯子才能摘到"金苹果"，是无中生有、化腐朽为神奇的历程，是创造性思路引领人类的思想历程！

——赵彬（中国国际经济交流中心《全球化》杂志高级编委）

　　在北大求学时，我接受了卫生国情教育，它像是一颗种子埋在我的生命中。工作后，我总会去思考从事的每项工作能给百姓健康带去什么？如何将科研和服务社会结合起来？虽然专业的惯性也会让我在方法和数据中徘徊，但这颗种子萌发的力量又总能帮我跳出技术的陷阱，以百姓健康为出发点去寻求自身价值体现。"随风潜入夜，润物细无声"，卫生国情教育就这样将"医者仁术"的思想植根在我的灵魂深处。

——包鹤龄　预防医学专业硕士
（现就职于中国疾病预防控制中心）

执行主编按：《医师报》资深记者管窥医疗生态文明建设的新视角，呼吁"美丽中国"亟需和谐的医患关系，并提出建设医疗生态环境从理念到行动的蓝图。"颐之道"新媒体将医学教育"金苹果"教学的所思所悟融汇在《北大教授的"金苹果"》一文，认为接地气的"三维一体"教学模式值得在高校更广泛地推广，是另一种形式的"走转改"。

医疗生态文明建设，从理念到行动畅想

张艳萍

"美丽中国"亟须和谐的医患关系

十八大以来，党和国家站在战略和全局的高度，提出了"大力推进生态文明建设"，并将生态文明建设提到与经济建设、政治建设、文化建设、社会建设并列的位置，形成了中国特色社会主义"五位一体"的发展战略布局。

习近平总书记更是指出："建设生态文明，关系人民福祉，关乎民族未来"。他强调，生态环境保护是功在当代、利在千秋的事业。

生态文明是人与自然和谐，是一种人与自然和谐发展的文明境界和社会形态。

生态文明建设既强调财富的积累，又重视生理、心理、人居环境和生命支持等生态健康的保持，还强化道德、伦理、信仰、精神生活等生态文明的升华。

十八大报告中，不仅首次单篇论述了生态文明，更首次把"美丽中国"作为未来生态文明建设的宏伟目标。

在"美丽中国"这个宏伟的目标中，人民群众的健康、美丽是"美丽中国"的基本元素。人类一代代努力奋斗，目的就是要让每个人活得更好，活得更美丽！

而要让每个人活得健康、美丽，医务人员重任在肩，但目前存在的医患矛盾突出、严重对立的医疗环境恶化等现状将严重影响美丽中国构建的进程，亟须改观。

医疗生态环境恶化史无前例

正如当下我国生态环境面临"资源约束趋紧、环境污染严重、生态系统退化"的严峻形势一样，我国的医疗生态环境也同样面临"医疗资源紧张、医疗环境恶化、医疗职业前景堪忧、医疗生态退化"的严峻态势。

近年来，医疗生态环境的恶化主要表现在两个方面：一方面，有限的医疗资源无法满足人民群众日益高涨的医疗需求，人民群众怨声载道；另一方面，医疗资源紧张又使医疗行业从业人员长期超负荷运转，在治病救人的高职业风险、高压力下，职业倦怠、医师猝死情况十分严重。最

张艳萍，中国医师协会《医师报》社常务副社长兼常务副总编辑。

严重时，一个月内接连发生数起医生猝死、倒在工作岗位的事件。对此，医疗从业人员也怨声载道。

医疗生态环境的恶化导致医疗行业面临前所未有的信任危机，中国的医患关系跌入历史冰点；最终引发严重的医患冲突，打杀医务人员事件频繁发生。最严重时，一个月内接连发生 6 起暴力伤医事件。

"中国医生职业已经成为危险职业！"，《柳叶刀》杂志以及国际同行的持续关注恰恰说明，我国医师的起码人身安全难以保证，职业尊严难以再现，医师群体面临前所未有的失落，更何谈职业成就感。

数字可能是枯燥无味的，但数字往往也最能说明问题："我国每年有 60 万医学生毕业，仅有 10 万从医"的统计结果，不仅传递出一个异常危险的信号，更是医疗环境恶化"恶果"的"罪证"，是各种负反馈效应的具体体现。

不可否认，面对这个诱惑无处不在的社会，确实存在极个别医务人员医德不高收受红包、技术不高导致误诊等破坏了医师队伍的形象的行为。但绝大多数医师都在兢兢业业地为病人排除病痛、救死扶伤。我国的 270 万执业医师，用仅占 GDP 4%～5% 的卫生经费，保障了全国 13 亿人民的健康（2010 年低收入国家卫生总费用占 GDP 的平均比重为 6.2%，高收入国家该比重平均为 8.1%，金砖国家中巴西和印度该比重分别为 9% 和 8.9%），在世界医学史上创造了令人惊叹的成绩。

我国目前正处在转型期。按照社会学家迪尔凯姆的论点，在社会转型期，由于旧规范的抛弃而新规范未建立，会出现失范现象，这种失序状态会导致大量社会问题的出现。

医疗领域的问题，归根结底是我国社会转型期各种社会矛盾的集中体现，是我国公共事业发展现状的一个缩影，是公共事业发展生态环境失调的体现。

医疗生态建设须上升到国家高度

我们总是说，希望一个行业的发展不是以"健康的耗损"为代价。

医疗生态环境的好坏直接关系到这个行业的成长性、吸引力、近期发展与长远未来，其重要程度不言而喻。回顾我国的医疗环境，本来一直都是很好的，如今却被严重破坏，需要引起全社会的广泛关注。

几千年来，医生被人们尊称为"大夫"。"不为良相便为良医"的思想在中华文化中久盛不衰就是最好的例证。医患互信使得在即使缺医少药的年代，即使是在中华民族经历各种社会大变革中，也从未如今天这样，从而创造了无数的医学奇迹。

但当杀戮的屠刀频频举向救人的医者时，已经影响到医疗从业者对各种高风险疾病的探索，最终影响对病人的救治。

当下，医疗生态环境的严重恶化已远远超过了行业的自净能力和自我修复能力，必须由国家出面予以解决，唯有这样，才能扭转医疗生态环境恶化的现状，维持医疗行业正常的秩序，保障医疗市场健康、可持续发展。

第一，必须从国家层面尽快启动"医疗生态文明建设与医疗生态环境修复"程序，通过加大医疗资源投入，从源头上解决影响医疗生态环境恶化的根本性问题：通过整体制度设计，医保、社会保障的多方联动，加大政府对医疗的投入，回归医疗服务的政府属性和公益属性，通过做好医疗配置、建立多层级医疗服务体系、健全服务网络，为医疗生态环境的修复创造制度环境，从源头上阻止"医疗生态环境"的进一步恶化。

第二，进一步深化医改，废除以药养医制度，理顺医疗服务体系，将医务人员从"挣钱"的制度替罪羊，回归真正的服务者，将政府对人民基本医疗服务和公共医疗服务，通过购买服务、实行多点执业、激励机制等，提高医务人员的工资、福利待遇，实现医务人员真正的价值，让阳光收入照亮医者的天空。

第三，医院通过合理设计，简化就诊程序，将诊疗矛盾交由专门机构、专门部门和专门人员处理，让医生心无旁骛地看好病；切实做好三级转诊，让各个层级医疗机构的医师各司其职，彻底改变"大医院战时状态、基层医疗机构门可罗雀"的现状，提高医务人员的积极性，促进医疗技术水平和服务质量的提高，实现医生的工作效率和安全双保障。

第四，严肃法纪，做好维权与自律。一方面，严肃查处人民群众反映强烈的医务人员收受红包等医疗不正之风；另一方面，严肃法办殴打、伤害医务人员的不法患者，保证医务人员的安全。面对损害医务人员利益、伤害医务人员的事件，卫生行政部门、行业组织、医疗机构乃至医师自己，要旗帜鲜明地维护医师的权益。

第五，医疗生态文明建设与医疗生态环境的修复，除了政府部门、医院管理层、医疗队伍的努力之外，社会的理解和患者的配合也是必不可少的。这就需要国家、各级各类媒体要加强和谐医患关系的宣传，营造医患互相尊重、互相包容理解的氛围。

对于已经处于历史谷底的医疗行业，能否抓住国家"大力发展健康产业"战略，直面当下的困扰，找到恰当的定位，利用逐步改善的外部条件寻求行业新的发展机遇，找到行业健康发展的拐点，这是行业、全社会乃至国家层面应该思考的问题。